DER GROSSE GU KOMPASS

Homöopathie bei chronischen Beschwerden

DR. MED. MARKUS WIESENAUER

DR. MED. MARKUS WIESENAUER

Dr. med. Markus Wiesenauer ist seit 25 Jahren als Facharzt für Allgemeinmedizin mit den Zusatzqualifikationen Homöopathie, Naturheilverfahren und Umweltmedizin in eigener Praxis tätig. Für seine wissenschaftlichen Arbeiten wurde Dr. Wiesenauer mehrfach ausgezeichnet, unter anderem mit dem Alfons-Stiegele-Forschungspreis für Homöopathie. Er war langjähriger Vorsitzender der Arzneimittelkommission D (homöopathische Therapierichtung) sowie der Homöopathischen Arzneibuch-Kommission (HAB) am Bundesinstitut für Arzneimittel und Medizinprodukte (BfArM).
Dr. Wiesenauer hat mehr als 250 Arbeiten und über 30 Bücher zu den Themen Allgemeinmedizin, Phytotherapie und Homöopathie geschrieben, seit Jahren hält er Vorlesungen für Ärzte und Apotheker sowie Vorträge für interessierte Laien.

Von Dr. med. Markus Wiesenauer bei GU bisher erschienen:
Quickfinder Homöopathie
Quickfinder Homöopathie für Kinder
Entschlacken mit Homöopathie
Homöopathie für die Seele
Homöopathie für Schwangerschaft und Babyzeit
Das große Homöopathie Handbuch

WICHTIGER HINWEIS

Die Ratschläge und Empfehlungen des vorliegenden Kompasses wurden sorgfältig recherchiert und haben sich in der Praxis bewährt. Alle Leserinnen und Leser sind jedoch aufgefordert, selbst zu entscheiden, ob und inwieweit sie die in diesem Buch aufgeführten homöopathischen Mittel anwenden möchten. Autor und Verlag übernehmen keine Haftung für die Resultate.

Ein Wort zuvor 5

Homöopathie bei chronischen Beschwerden 6

Chronisch, was ist das? 6
Homöopathie und wie sie wirkt 7
Vom richtigen Umgang mit der Homöopathie 12

Chronische Beschwerden von A – Z 17

Akne 17
Allergien, Unverträglichkeiten 20
Arthritis (Gelenkentzündung) 23
Arthrose (Gelenkabnutzung) 24
Asthma bronchiale 26
Ausfluss (Fluor vaginalis) 27
Bandscheibenvorfall 28
Blutarmut (Anämie) 30
Bluthochdruck (Hypertonie) 31
Borreliose 33
COPD (chronische Bronchitis) 35
Darmentzündung 36
Darmträgheit, Verstopfung 38
Demenz-Erkrankung 39
Depressionen 41
Diabetes mellitus (Zuckerkrankheit) 43
Divertikulose, Divertikulitis 45
Durchblutungsstörungen 47
Eierstockzyste (Ovarialzyste) 48
Endometriose 49
Fettstoffwechselstörung, erhöhte Cholesterinwerte 50
Fibromyalgie 51
Gebärmuttersenkung 53
Gewichtsprobleme (Fasten) 54
Gicht, erhöhte Harnsäurewerte 56
Hämorrhoiden 57
Harninkontinenz (Blasenschwäche) 58
Harnwegsinfekte 60
Hautausschlag (Ekzem) 61
Herz-Kreislauf-Erkrankungen 64
Knötchenflechte 68

Kopfschmerzen 70
Krampfadern, Venenschwäche 71
Krebserkrankungen 73
Lebererkrankungen 79
Magenkrankheiten 81
Metabolisches Syndrom 86
Migräne 88
Myom 90
Nervenentzündung und -schmerzen (Neuralgie) 91
Osteoporose 93
Parkinson-Krankheit (Morbus Parkinson) 94
Prostataleiden 95
Reizblase 97
Reizdarm-Syndrom 98
Restless-legs-Syndrom (unruhige Beine) 99
Rosacea, Couperose 101
Rückenschmerzen 102
Schilddrüsenerkrankungen 104
Schlafstörungen 108
Schlaganfall (Folgen) 110
Schuppenflechte (Psoriasis vulgaris) 112
Schwermetallbelastung 113
Schwindel, Morbus Menière 115
Spinalkanalstenose (Wirbelkanalverengung) 117
Tinnitus, Ohrgeräusche 118
Trigeminusneuralgie 120
Wechseljahresbeschwerden 122
Zahnprobleme, Probleme mit Zahnimplantaten und Zahnfleisch 124

Leitsymptome wichtiger homöopathischer Mittel 126

Zum Nachschlagen 187

Beschwerdenregister 187
Arzneimittelregister 188
Bücher und Adressen, die weiterhelfen 190

Ein Wort zuvor

Arthrose, Allergien, Reizblase, Wechseljahresbeschwerden – die Aufzählung chronischer Beschwerden und immer wiederkehrender Erkrankungen ließe sich noch beträchtlich erweitern, wie Ihnen dieses Buch zeigt. Als Betroffener oder Angehöriger haben Sie sich schon bei Ihrem Arzt oder Apotheker, bei einer Selbsthilfegruppe oder über die Medien informiert. Bei der Frage »Was kann ich zusätzlich tun?« wurde Ihnen mehrfach gesagt: »Damit müssen Sie leben.«

Beim Blättern und Lesen in diesem speziellen GU-Kompass werden Sie überrascht sein, dass bei vielen, insbesondere auch chronischen Beschwerden die Homöopathie unterstützend angewendet werden kann. Und wie häufig höre ich als praktizierender Arzt von meinen Patienten: »Warum habe ich von der Homöopathie nicht schon früher erfahren?«
Erleben Sie persönlich oder erfahren Sie bei Ihren Angehörigen und Freunden, wie die Homöopathie auch und gerade bei langwierigen und anhaltenden Beschwerden eingesetzt werden kann – einerseits, um die krankheitsbedingten Beschwerden zu lindern, andererseits aber auch, um Nebenwirkungen der oft unverzichtbaren Medikamente zu mildern.

Dieser GU-Kompass wendet sich an alle, die selbst unter einer chronischen oder häufig wiederkehrenden Beschwerde leiden oder die sich im Namen eines Freundes oder Angehörigen über die entsprechende Krankheit informieren und diese homöopathisch behandeln oder begleiten möchten.

In diesem Buch finden Sie eine ganze Reihe häufiger chronischer Beschwerden und Erkrankungen, die Sie eigenverantwortlich mit Homöopathie behandeln können, auch zusätzlich zur Schulmedizin. Auf diese Weise werden Sie das Erlebnis Gesundheit spüren und gleichzeitig erfahren, dass Ihre Lebensqualität zunimmt – die Faszination Homöopathie wird auch Sie nicht mehr loslassen.

Mit allen guten Wünschen
Ihr Dr. med. Markus Wiesenauer

Homöopathie bei chronischen Beschwerden

Chronisch, was ist das?

Chronische Beschwerden und Erkrankungen können genauso wie immer wiederkehrende Infekte und Entzündungen an jedem beliebigen Organ auftreten. Oftmals ist jedoch das gesamte Organsystem betroffen, beispielsweise das Herz-Kreislauf-System oder der Stoffwechsel. Die damit einhergehenden Beschwerden haben eine Gemeinsamkeit: Sie sind typischerweise lang anhaltend oder brechen immer wieder aus. Dies bedeutet aber nicht, dass chronische Leiden grundsätzlich nicht mehr abklingen.
Ein gut verständliches Beispiel sind Wechseljahresbeschwerden, die durch die hormonelle Umstellung bedingt sind. Über viele Jahre hinweg können bei der Frau – übrigens auch beim Mann – unangenehme Symptome auftreten. Diese lassen sich erfolgreich behandeln und bessern, ohne dass eine lebenslange Therapie notwendig wäre.
Natürlich gibt es auch Erkrankungen, die nicht heilbar sind – weder mit schulmedizinischen noch mit homöopathischen Arzneimitteln. Dazu gehören chronische Beschwerden der Schilddrüse. So kann die Schilddrüse beispielsweise durch eine Entzündung – der Hashimoto-Thyreoiditis – in ihrer Funktion anhaltend gestört sein, was in eine dauerhafte Unterfunktion münden kann, auch wenn die eigentliche Entzündung nicht mehr besteht. In diesem Fall müssen die fehlenden oder zu gering produzierten Schilddrüsenhormone lebenslang ersetzt werden: Die Betroffenen müssen täglich Tabletten nehmen.
Beide Beispiele sollen erläutern, dass manche Krankheiten durch die Unterstützung der körpereigenen Regulation erfolgreich behandelt werden können, während andere ohne konsequente Einnahme von Medikamenten mitunter lebensbedrohliche Zustände hervorrufen.

Wirkungen und Nebenwirkungen der Schulmedizin

Lebensnotwendige schulmedizinische Medikamente werden meist aus chemischen Substanzen hergestellt. Sie zeichnen sich durch eine starke Wirksamkeit aus. Bei der Einnahme spürt man – je nach Erkrankung – meist innerhalb kurzer Zeit, dass eine Besserung eintritt.

Solange das Medikament eingenommen wird, sind die entsprechenden Beschwerden oftmals verschwunden.
Und nun kommt das zentrale Problem, das vermutlich jedem bekannt ist, der längerfristig ein oder mehrere Medikamente einnehmen muss: Gar nicht so selten entwickeln sich im Laufe der Zeit ganz andere Beschwerden, die als Nebenwirkungen der verordneten Medikamente auftreten. Und meistens führt ein solches Geschehen dazu, dass zur Behandlung der Nebenwirkungen, also beispielsweise von Magenschmerzen, ein weiteres Medikament erforderlich wird, um eben diese Nebenwirkungen zu lindern. Aber leider kann auch dieses Medikament, welches zur Linderung der ursprünglichen Nebenwirkungen längerfristig eingenommen werden muss, ebenfalls Nebenwirkungen auslösen, denen mit einem neuerlichen Medikament begegnet wird. Dieser Umstand bringt es mit sich, dass manche Patienten aufgrund ihrer chronischen Erkrankung mehrmals täglich diverse Medikamente schlucken müssen – und sich dennoch nicht gesund und wohl fühlen.
Solche Patienten beginnen sich zu informieren – in den Medien oder in der Selbsthilfegruppe. Und gerade in der heutigen Zeit fällt dann immer häufiger das Stichwort HOMÖOPATHIE.

Homöopathie und wie sie wirkt

Bei der Homöopathie handelt es sich um eine naturheilkundliche Behandlungsmethode. Die dabei verwendeten Arzneimittel bestehen zum größten Teil aus natürlichen Substanzen wie Tieren, Pflanzen und Mineralien (beispielsweise Metalle und Salze). Durch die Einnahme homöopathischer Arzneimittel werden die körpereigenen Selbstheilungskräfte angeregt. Dies hat den großen Vorteil, dass damit sowohl akute Beschwerden als auch chronische Krankheiten, wiederkehrende Entzündungen und Infekte behandelt werden können, ohne gesundheitsschädliche therapiebedürftige Nebenwirkungen hervorzurufen.
Und das Besondere an der Homöopathie: Chemische Medikamente wie Schilddrüsenhormone oder Blutdrucksenker können trotzdem wie gewohnt eingenommen werden, ohne unerwünschte Wechselwirkungen oder Wirkungseinschränkungen befürchten zu müssen – ganz im Gegenteil: Oftmals tragen die homöopathischen Mittel entscheidend dazu bei, dass die Dosis eines oder mehrerer chemischer Medikamente reduziert und das Präparat im günstigsten Fall sogar komplett abgesetzt werden kann. Allerdings darf dies nur in Absprache mit dem behandelnden Arzt erfolgen, keinesfalls in Eigenregie!

Prinzipien der Homöopathie

Die Homöopathie wurde vor mehr als 200 Jahren von dem deutschen Arzt und Wissenschaftler Dr. Samuel Hahnemann (1755 bis 1843) entwickelt. Durch das Studium vieler Bücher und vor allem durch Eigenversuche entwarf Hahnemann eine Behandlungsmethode, die faszinierend und genial zugleich ist. Ein Beispiel soll das Grundprinzip der Homöopathie verdeutlichen: Jeder kennt die akuten Folgen eines Bienen- oder Wespenstichs: Die vorher völlig gesunde Haut schwillt schmerzhaft an, rötet sich, ist heiß und brennt.
Andererseits gibt es aber auch chronische Beschwerden, die mit einer schmerzhaften Schwellung der Haut einhergehen und die immer wieder auftreten, ohne dass die eigentliche Ursache bekannt wäre – jedenfalls handelt es sich nicht um die akuten Folgen eines Insektenstichs, eher um eine allergische Reaktion.
Das Faszinierende der Homöopathie ist nun, dass man ein solches Krankheitsbild, welches auch als Ödem oder Nesselsucht bezeichnet wird, mit einem Arzneimittel behandelt, das aus der Biene gewonnen wird – was dazu führt, dass diese immer wiederkehrende Schwellung abklingt und meist nicht mehr auftritt.
Letztlich zeigt diese Schilderung, dass man zunächst einmal an gesunden Personen prüfen muss, was ein bestimmter Stoff für Wirkungen hervorruft. In der Homöopathie spricht man von der Arzneimittelprüfung am Gesunden. Auf diese Weise wissen wir, welche Substanzen homöopathisch genutzt werden können und was sie bewirken beziehungsweise welche Beschwerden sie heilen können.

Die Ähnlichkeitsregel

Die Lehre der Klassischen Homöopathie beruht auf der Ähnlichkeitsregel »Similia similibus curentur« (Ähnliches möge durch Ähnliches geheilt werden), das heißt, eine Krankheit kann nur mit demjenigen homöopathischen Arzneimittel geheilt werden, welches beim gesunden Menschen die entsprechenden Symptome erzeugt.
Zeigt ein Patient vergleichbare Beschwerden und Symptome, dann wird genau der Stoff eingesetzt, dessen Arzneimittelbild diesen Krankheitssymptomen maximal ähnlich ist. Homöopathisch wird dieses bewährte Prinzip Ähnlichkeits- oder Simileregel genannt. Das nach besagter Ähnlichkeitsregel verordnete Arzneimittel wirkt gezielt auf die körpereigenen Selbstheilungskräfte, die in ihrer Funktion moduliert und reguliert werden. Im Gegensatz zur Schulmedizin werden die Symptome nicht unterdrückt – der Körper wird zur Selbstheilung angeregt.

Homöopathie und ihre Arzneimittel

In der Homöopathie werden sehr unterschiedliche Ausgangssubstanzen verwendet. Pflanzen, Tiere, Mineralien, Metalle und Säuren sind die typischen Stoffe, welche nach einem bestimmten Verfahren verarbeitet werden. Diese Methode, Potenzierung genannt, wurde ebenfalls von Samuel Hahnemann entwickelt und ist bis heute die Grundlage für die Herstellung homöopathischer Arzneimittel.

Unterschiedliche Potenzen

Das Verfahren der homöopathischen Potenzierung bedeutet, dass jeweils ein Teil des ursprünglichen Stoffes mit neun Teilen Alkohol vermischt und anschließend zehnmal geschüttelt wird. Das so hergestellte Arzneimittel trägt die Bezeichnung D1 (erste Dezimalpotenz).
Dieser Herstellungsvorgang wird in der geschilderten Form so oft wiederholt, bis die gewünschte Potenzstufe erreicht ist, beispielsweise die in diesem Buch häufig genannten Potenzen D6 und D12 (entsprechend sechste und 12. Dezimalpotenz); diese Arzneistärken (= Potenzen) haben sich zur schulmedizinischen Begleitbehandlung chronischer Beschwerden wie überhaupt zur Selbstbehandlung am meisten bewährt.
Langjährig ausgebildete und erfahrene Homöopathen arbeiten häufig mit **Centesimalpotenzen**. Deren Herstellung ist insofern anders, als ein Teil des Grundstoffes mit 99 Teilen Alkohol vermischt und anschließend ebenfalls zehnmal geschüttelt wird, wobei die weitere stufenweise Verarbeitung im Verhältnis 1:100 identisch ist wie die Verarbeitung der **Dezimalpotenzen** im Verhältnis 1:10. Im Gegensatz zu letzteren eignen sich die Centesimalpotenzen nicht zur Selbstbehandlung.
Die jeweiligen Großbuchstaben (D, C, LM / Q) zeigen also das entsprechende Verdünnungsverhältnis von Grundsubstanz und Alkohol oder Milchzucker (bei den Tabletten) an.

DIE POTENZEN

- **D** steht für die Verdünnung im Verhältnis 1:10 (dezimal),
- **C** für die Verdünnung von 1:100 (centesimal),
- **M** für die Verdünnung von 1:1000,
- **LM / Q** steht für die Verdünnung 1: 50 000.

Von einer **Tiefpotenz** spricht man bis D12 / C12, von **Hochpotenzen** ab D30 / C30, letztere sollten nur von erfahrenen Homöopathen, nicht also von Laien, angewendet werden.

Diverse Darreichungsformen

Die in der Homöopathie sehr häufig verwendeten **Globuli** sind nichts anderes als Saccharose-Kügelchen, welche mit der flüssigen D- oder C-Potenz benetzt wurden. Eine weitere Anwendungsform homöopathischer Arzneimittel sind **Tabletten**. Dabei werden die Grundstoffe ebenfalls schrittweise verarbeitet. Mit dem Unterschied, dass anstelle des Alkohols Laktose (Milchzucker) verwendet wird: Jeweils ein Teil Grundstoff wird mit neun oder 99 Teilen Milchzucker intensiv verrieben. Dieser Vorgang wird so oft wiederholt, bis die gewünschte Potenzstufe vorliegt. Anschließend wird die Laktose-Verreibung zu einer Tablette gepresst. Tabletten sind vor allem für Menschen geeignet, deren krankheitsbedingte fehlende Fingerfertigkeit das Abzählen der Globuli erschwert. Für Menschen mit Laktoseintoleranz gibt es laktosefreie Tabletten. Als dritte Darreichungsform sind noch die **Tropfen** zu erwähnen, wobei diese vor allem in LM- oder Q-Potenzen (= sehr hohe Verdünnungen) vorliegen, die sich keinesfalls zur Selbstbehandlung eignen.

HOMÖOPATHIE – FÜR KRANKE KINDER

Meistens denkt man bei chronischen Krankheiten an Erwachsene, doch auch Kinder und Jugendliche können an chronischen Beschwerden leiden. Dies kann eine hartnäckige Allergie sein, immer wieder auftretende Harnwegsinfektionen oder latente Rückenschmerzen.

Einnahme und Dosierung der Arzneimittel

- Säuglinge erhalten **pro Gabe einen Globulus** (Streukügelchen), der zwischen Unterlippe und Kiefer gelegt wird, bis er sich aufgelöst hat.
- Kleinkinder erhalten **pro Gabe drei Globuli** unter die Zunge.
- Schulkinder und Erwachsene nehmen **pro Gabe fünf Globuli** etwa eine halbe Stunde vor oder nach dem Essen und lassen diese im Munde zergehen; für den Diabetiker ist keine Anrechnung von BE-Einheiten notwendig.
- Manche Arzneimittel lassen sich in bestimmten Potenzen nur als Tabletten herstellen; hiervon nehmen Kinder und Erwachsene **pro Gabe eine Tablette** und lutschen diese ebenfalls etwa eine halbe Stunde vor oder nach dem Essen. Für Säuglinge wird eine Tablette zu Pulver zerdrückt – sie bekommen die Hälfte davon.
- Wie viele Gaben pro Tag erforderlich sind, finden Sie in Form eines Großbuchstabens im Beschwerdeteil, hinter dem Arzneimittel. Welche Dosierung sich jeweils dahinter verbirgt, entnehmen Sie auch der vorderen Klappe, die Sie bequem ausklappen können.

BEWÄHRTE DOSIERUNGEN

- **A** 1-mal täglich 5 Globuli
- **B** 2-mal täglich 5 Globuli
- **C** 3-mal täglich 5 Globuli
- **D** 1-mal täglich 1 Tablette
- **E** 2-mal täglich 1 Tablette
- **F** 3-mal täglich 1 Tablette
- **G** 5-mal täglich 5 Globuli
- **H** 1-mal täglich 3 Tropfen pur oder in Wasser
- **I** 1-mal pro Woche 5 Globuli (insgesamt 3-mal)

- Das homöopathische Arzneimittel wird über die Mundschleimhaut in den Körper aufgenommen. Deshalb sollte die zeitgleiche Anwendung von Kampfer, ätherischen Ölen, starken Gewürzen oder Kaffee vermieden werden. Dies könnte die Wirksamkeit der Homöopathika beeinträchtigen. Außerdem empfiehlt es sich mindestens zehn Minuten Abstand zum Zähneputzen einzuhalten.

Praktische Hinweise

Grundsätzlich können Homöopathika parallel zur schulmedizinischen Behandlung eingenommen werden. In keinem Fall darf die vom Arzt verordnete Therapie eigenmächtig verändert werden!
Spüren Sie durch die homöopathische Begleitbehandlung eine Besserung Ihrer chronischen Beschwerden, dann besprechen Sie mit Ihrem Arzt, ob das oder die chemischen Medikamente niedriger dosiert oder sogar ganz abgesetzt werden können.
Haben Sie jedoch den Eindruck, dass sich Ihre Beschwerden durch die zusätzliche Einnahme homöopathischer Mittel verstärken, dann beenden Sie deren Einnahme erst einmal und studieren Sie nochmals besonders aufmerksam die in diesem Buch beschriebenen Mittel zu Ihrem Krankheitsbild und überprüfen Sie, ob es nicht vielleicht ein ähnlicheres Mittel zu Ihren Beschwerden gibt.
Bedenken Sie, dass chronische Beschwerden oftmals bereits lange Zeit bestehen. Insofern dauert es auch eine gewisse Weile, bis das homöopathische Mittel seine Wirkung entfaltet. Deshalb sollte nach dreiwöchiger Einnahmedauer eine einwöchige Behandlungspause eingelegt werden. Nach diesem Schema können Sie mehrere Monate lang verfahren. Durch eine solche Behandlungspause vermeidet man einen Gewöhnungseffekt. Der Organismus spricht nach erneuter Einnahme des homöopathischen Arzneimittels erfahrungsgemäß wieder besser an.

AUFBEWAHRUNG HOMÖOPATHISCHER MITTEL

Homöopathika sollten Sie am besten dunkel und kühl (maximal bei Zimmertemperatur) lagern. Sie dürfen nicht in direkter Sonne (beispielsweise im Auto) oder neben Strahlungsquellen (Handy, Computer, Mikrowelle, Radiowecker etc.) aufbewahrt werden.

Bezugsquellen für Homöopathika

Homöopathische Mittel können Sie rezeptfrei in jeder Apotheke erwerben. Die in diesem Buch empfohlenen Mittel sind entweder vorrätig oder können kurzfristig bestellt werden.

Vom richtigen Umgang mit der Homöopathie

Die Behandlung mit homöopathischen Mitteln hat immer das Ziel, die körpereigenen Heilungskräfte zu mobilisieren und zu stabilisieren. Im Falle chronischer Krankheiten und häufig wiederkehrender Entzündungen braucht der Körper eine Unterstützung von außen, beispielsweise in Form schulmedizinischer Medikamente. Und natürlich ist es von den jeweiligen Beschwerden abhängig, ob der Organismus es schafft, wieder gesund zu werden, oder ob der Körper lebenslange Unterstützung mittels schulmedizinischer Präparate benötigt. Selbst dann ist die Homöopathie als Begleitbehandlung sinnvoll.
Aus diesem Grund finden Sie in dem vorliegenden Buch im Kapitel »Chronische Beschwerden von A – Z« (Seite 17 ff.) nur solche chronischen Krankheiten beschrieben, die sich homöopathisch positiv beeinflussen lassen und die relativ bekannt und geläufig sind. Die jeweils genannten homöopathischen Arzneimittel können Sie ohne Risiko selbst anwenden. Welches der empfohlenen Mittel speziell für Sie oder Ihre Angehörigen infrage kommt, richtet sich nach Ihren individuellen Beschwerden beziehungsweise nach denen Ihrer Angehörigen. Das ist auch der große Unterschied zur schulmedizinischen Therapie. Hier wird für jede Erkrankung unabhängig von Alter und Geschlecht ein gängiges allopathisches Medikament verordnet.

Beispiel: migräneartige Kopfschmerzen

In der Schulmedizin bekommt ein Patient mit migräneartigen Kopfschmerzen in der Regel ein Schmerzmittel verordnet, unabhängig davon, wie er oder sie die Beschwerden empfindet – ganz anders in der

Homöopathie. Da sich Kopfschmerzen, selbst wenn sie migräneartig sind, von Mensch zu Mensch sehr stark unterscheiden, beziehungsweise individuell unterschiedlich wahrgenommen werden, finden Sie im Kapitel »Chronische Beschwerden von A – Z« (Seite 17 ff.) unter dem Stichwort Migräne (Seite 88) fünf homöopathische Arzneimittel. Diese weisen jeweils ganz verschiedene Beschwerdebilder und Schmerzqualitäten auf und tragen damit der individuellen Situation jedes einzelnen Menschen Rechnung. Diese sogenannten Leitsymptome des Arzneimittels müssen Sie in Bezug zu Ihren Beschwerden setzen.

So gehen Sie vor

- Sie lesen sich die beschriebenen Leitsymptome der fünf Arzneimittel durch und überlegen, in welchem der Mittel Sie sich am ehesten wiedererkennen, bei welchem Sie sich am meisten angesprochen fühlen. Stellt sich während des Durchlesens ein »Aha-Erlebnis« ein, dann haben Sie Ihr ganz persönliches Arzneimittel zur Behandlung Ihrer individuellen Beschwerden gefunden!
- Dabei muss nicht jedes kleinste Detail auf Sie zutreffen, aber in der Gesamtheit sollten die beschriebenen Symptome Ihren Beschwerden, Neigungen und Modalitäten entsprechen. Werden Sie beispielsweise auffallend blass und anlehnungsbedürftig, wenn Sie unter Migräne leiden und geht es Ihnen in der Sonne besser, dann wird Sanguinaria nicht Ihr Mittel sein, selbst dann nicht, wenn die Migräne in erster Linie rechtsseitig auftritt. Es kommt also nicht nur auf die Hauptbeschwerde an, sondern auch auf die begleitenden Symptome und persönlichen Eigenheiten wie Temperaturempfinden, Durst, Appetit, Schlafgewohnheiten und so weiter. Machen sich Ihre Kopfschmerzen vor allem im Bereich der Augen bemerkbar, als Folge von Überanstrengung, und spüren Sie einen unangenehmen Druck auf den Augen, begleitet von Sehstörungen, dann sollten Sie über Paris quadrifolia nachdenken.
- Als weitere Hilfestellung finden Sie bei manchen Beschwerden eine Unterteilung nach typischen Lokalisationen oder Begleiterscheinungen, die Ihnen helfen, die infrage kommenden Mittel einzukreisen. So können Sie bei der Migräne zwischen links- und rechtsseitiger Migräne unterscheiden. Bei den Kopfschmerzen wie auch bei den meisten anderen Beschwerden gibt es keine Unterscheidungskriterien, hier müssen Sie unter den allgemein bewährten Mitteln das jeweils passende für sich heraussuchen.
- Nun kann es sein, dass eine Freundin zu Ihnen sagt: Keines der aufgeführten Mittel trifft auf mich zu, meine Migräne ist deutlich

zyklusabhängig und strahlt bis in den Arm aus. Ich bin dann äußerst gereizt und niedergeschlagen und habe ein großes Verlangen nach Wärme – Kälte und Nässe tun mir gar nicht gut.
Wie können Sie Ihrer Freundin mit diesem GU-Kompass weiterhelfen? Ganz einfach: indem Sie unter einem verwandten Stichwort nachschlagen – in diesem Falle unter Kopfschmerzen (Seite 70). Dort finden Sie ein Mittel, das die Beschwerden und Modalitäten Ihrer Freundin ziemlich genau wiedergibt: Cimicifuga.

- Und wenn Sie zusätzlich zu der Migräne auch unter Schlafstörungen leiden? Dann lesen Sie unter dem Stichwort Schlafstörungen (Seite 108) nach. Werden Sie erneut fündig, dann können Sie dieses Mittel ebenfalls einnehmen. Es ist durchaus möglich, zwei verschiedene homöopathische Mittel miteinander zu kombinieren. Möglicherweise stoßen Sie aber auch auf ein Mittel, das sowohl die einen als auch die anderen Beschwerden auf sich vereint, in diesem Fall haben Sie eine deutliche Bestätigung für die erste Arzneimittelwahl und können ziemlich sicher sein, das passende Mittel für sich und Ihre Beschwerden gefunden zu haben.

Was tun, wenn Sie sich unsicher sind?

- Nun, dann lesen Sie im Kapitel »Leitsymptome wichtiger homöopathischer Mittel« (Seite 126 ff.) die infrage kommenden Arzneimittel nochmals aufmerksam nach. Es ist möglich, dass anhand der ausführlichen Mittelbeschreibung für Sie oder Ihre Freundin deutlich wird: Ja, hier finde ich mich wieder – wobei, wie gesagt, nicht alle beschriebenen Beschwerden zutreffen müssen.
- Die besonders typischen Symptome, Leitsymptome genannt, sind jeweils fett hervorgehoben, diese sollten in jedem Fall auch bei Ihnen auftreten, andernfalls ist das Mittel nicht ähnlich genug und Sie müssen nach einer passenderen Alternative suchen.
- Falls Sie sich dennoch nicht sicher sind oder keines der aufgeführten Mittel zu Ihren Beschwerden passt, dann wenden Sie sich bitte an einen erfahrenen homöopathischen Therapeuten.

Woran merke ich, ob ein Mittel wirkt?

- Wenn Sie den Eindruck haben, dass sich nach drei bis vier Monaten Einnahmedauer keinerlei Veränderungen in Ihrem Befinden zeigen, dann überprüfen Sie nochmals, ob ein anderes homöopathisches Mittel möglicherweise besser zu Ihnen passt.

- Bei langjährigen chronischen Beschwerden benötigt die Homöopathie oft mehrere Monate, um die Selbstheilungskräfte anzuregen und eine spürbare Besserung in Gang zu setzen. Erste positive Anzeichen machen sich häufig auf der Gemütsebene bemerkbar: Sie fühlen sich ruhiger und ausgeglichener, schlafen besser oder haben weniger Probleme mit der Verdauung.
- Andererseits gibt es chronische Krankheiten wie beispielsweise die Blutzuckerkrankheit, die sich nicht gänzlich heilen lassen, sondern nur gebessert werden können. Hier hilft die Homöopathie, die Blutzuckereinstellung zu verbessern und Folgeschäden zu vermeiden, was eine kurmäßige Anwendung des Arzneimittels sinnvoll macht. Dazu nehmen Sie das ausgewählte Mittel jeweils drei Wochen lang, machen dann eine einwöchige Pause und nehmen das gleiche Mittel anschließend erneut ein.

Erstverschlimmerung

Gelegentlich kommt es nach der Einnahme des passenden homöopathischen Mittels zu einer vorübergehenden Verschlechterung der Beschwerden. Diese Reaktion wird als Erstverschlimmerung bezeichnet. Erfahrungsgemäß ist eine solche Verschlechterung bei den in diesem Buch genannten Potenzen eher unwahrscheinlich, sie kommt in erster Linie bei höheren Potenzen (D30 / C30, D200 / C200 und noch höher) vor, die sich ohnehin nicht zur Selbstbehandlung eignen.
Sollten sich während der längerfristigen Einnahme des Arzneimittels akute Beschwerden entwickeln, beispielsweise eine Erkältung, dann setzen Sie das Mittel vorübergehend ab und suchen sich ein Zwischenmittel, das zu Ihren akuten Beschwerden passt.

An wen wendet sich dieser GU Kompass?

Die meisten chronischen Erkrankungen entwickeln sich allmählich, oftmals unbemerkt. Am Anfang empfindet der Betroffene häufig keine oder kaum Beschwerden und spürt lediglich, dass etwas in ihm vorgeht. Die Veränderungen sind schleichend, meist zeigen sie sich in Form nachlassender Leistungsfähigkeit oder im Schlafverhalten – oft auch auf der seelischen Ebene. Sobald manifeste Beschwerden an einem Organ auftreten, wird in der Regel medizinische Hilfe in Anspruch genommen. Meist folgen dann verschiedene schulmedizinische Untersuchungen und üblicherweise erhält der Patient ein oder mehrere Medikamente, deren Zusammensetzung und Dosis immer wieder einmal umgestellt und angepasst werden. An dieser Stelle taucht oft die Frage

auf: Muss ich langfristig damit leben oder gibt es auch noch andere Behandlungsmethoden?
Der vorliegende GU-Kompass ist für all diejenigen geeignet, die an einer chronischen, sprich anhaltenden Beschwerde leiden und diese zumindest begleitend homöopathisch behandeln möchten.
Denn gerade bei chronischen Erkrankungen und häufig wiederkehrenden Beschwerden ist die Kombination von Schulmedizin und Homöopathie sehr zu empfehlen – sie ist äußerst zielführend.
Ein weiterer wichtiger Aspekt dieses Kompasses ist die Behandlung unerwünschter Nebenwirkungen, die schulmedizinische Medikamente leider oft mit sich bringen. Mit Hilfe der Homöopathie lassen sich solche Nebenwirkungen reduzieren, wodurch die gesamte Behandlung verträglicher und effektiver wird.
Diese beiden Ansätze machen es verständlich, dass die Homöopathie die Schulmedizin uneingeschränkt unterstützen kann. Insofern trägt die Homöopathie bei jeder Erkrankung zur Stabilisierung des Krankheitsgeschehens bei. Die Auswahl der in diesem Buch beschriebenen chronischen Krankheiten orientiert sich an diesen Vorgaben. Mit der Beschreibung der Leitsymptome, also der zentralen Symptome eines homöopathischen Mittels (ab Seite 126), eröffnet sich Ihnen die Chance, sich und Ihre Beschwerden erkennen und behandeln zu können – unterstützend zur Schulmedizin.

WICHTIGE BEGRIFFE UND SYMBOLE IN DIESEM RATGEBER

»Bewährt bei« – hier finden Sie die typischen Anwendungsgebiete des empfohlenen Mittels.
»Symptome« – dabei handelt es sich um eine knappe Auflistung charakteristischer Merkmale und Erscheinungen, die das Mittel heilen oder lindern kann. Sie finden hier sowohl körperliche als auch seelische Symptome.
»Passt zu« – hier ist der Bezug eines Mittels zu einem bestimmten Menschentyp vermerkt.
Hinweise machen Sie auf Besonderheiten des entsprechenden Mittels aufmerksam, die Sie unbedingt beachten sollten.
− Dieses Zeichen bedeutet, dass sich die Beschwerden durch die hier genannten Umstände verschlechtern.
+ Dieses Zeichnen bedeutet, dass sich die Beschwerden durch die hier genannten Umstände verbessern.
! Gehen Sie zum Arzt oder Heilpraktiker bzw. rufen Sie im Notfall den Notarzt oder fahren Sie in die Klinik.

Chronische Beschwerden von A – Z

Im folgenden Kapitel finden Sie chronische Beschwerden aufgelistet in alphabetischer Reihenfolge. Es sind nur Beschwerden aufgeführt, die sich zur Selbstbehandlung eignen oder die begleitend zur Schulmedizin homöopathisch behandelt werden können.

WICHTIG

Wenn Ihre Beschwerden trotz des sorgfältig ausgewählten homöopathischen Mittels nicht spürbar besser werden oder Sie sich unsicher bei der Anwendung fühlen, dann wenden Sie sich bitte an einen homöopathischen Arzt oder Heilpraktiker.

Akne

Akne ist eine entzündliche Hauterkrankung, die vor allem in Phasen der Hormonumstellung vorkommt (Pubertät, Schwangerschaft, Wechseljahre). Grundsätzlich kann Akne auch im Erwachsenenalter auftreten und lang anhaltend sein. Eine Sonderform ist die Cortison-Akne (Steroid-Akne), ausgelöst durch langdauernde Cortisonanwendungen. Je nachdem, ob die Haut eher fettig, unrein oder stark entzündet ist, kommen andere Mittel zum Tragen.

Fettige, unreine Haut

▪ **Viele dunkle Mitesser, sichtbar gefüllte Talgdrüsen, die beim Drücken weißlichen Talg entleeren.** Die (Gesichts-)Haut ist ständig fettig, sieht ölig aus, auch die Kopfhaut ist betroffen. Im Gesicht entwickeln sich immer wieder eitrige Entzündungen. Starkes Schwitzen mit übel riechendem Schweiß. Bei Frauen verstärkt sich die Akne vor und während der Periodenblutung − Wärme + am Abend	**Selenium D12** B

▪ **Meist dunkler Teint mit vielen Pigmentflecken**; oft auch rötlich kupfern schimmernde, fettig glänzende Haut, die unrein wirkt und zu Entzündungen neigt. Am Körper **viele, meist bräunliche Warzen**, die leicht bluten − Kälte + Wärme	**Thuja** **D12 B**
▪ Typischer Befall der »T-Zone« im Gesicht: **Vor allem an der Stirn-Haar-Grenze sowie im Nasen- und Kinnbereich ist die Haut fettig, unrein, neigt zu Entzündungen**; im übrigen Gesicht, vor allem an den Wangen, ist die Haut eher trocken und schuppend. Herpesneigung durch Sonnenbestrahlung − morgens + frische Luft	**Natrium chloratum** **D12 B**

Entzündete Haut mit Aknepusteln und Knoten

▪ **Unreine, mit vielen Mitessern durchsetzte Haut, die stark zu Entzündungen (Papeln) neigt mit Bildung eitriger Hautstellen: Pusteln.** Die Akne ist oft über viele Jahre anhaltend − Bewegung + Ausscheidungen aller Art **Bewährt bei:** Akne von Männern	**Mahonia aquifolium** **D3 C**
▪ **Befall der Mund- und Kinnpartie mit Mitessern und eitrigen Entzündungen**, die sich oftmals nicht ausdrücken lassen, weil sie unter der Haut liegen; **fleckige, bräunliche Haut** als Zeichen der Pigmentstörung; oft ausgeprägte dunkle Behaarung der Frau; unangenehmer, stechender Schweißgeruch; der Hautausschlag tritt oftmals nach Absetzen der Antibabypille auf oder verstärkt sich dadurch − Periodenblutung + körperliche Bewegung **Bewährt bei:** hormonell bedingter Akne (zyklusbedingt, in Pubertät und Wechseljahren)	**Sepia** **D12 B**

▪ Viele Mitesser, oft auch Narben, aber insbesondere **große abgekapselte Hautentzündungen, die nur schwer zu öffnen sind oder längere Zeit eitern und zögerlich abheilen;** die Pusteln, die auch auf Brust und Rücken auftreten können, sind häufig sehr berührungsempfindlich. Die Halslymphknoten können schmerzhaft vergrößert sein − Wärme + frische Luft **Bewährt bei:** langwieriger Akne	**Sulfur jodatum D12 B**
▪ **Sehr empfindliche Haut, immer wieder neue Mitesser und Pickel mit wechselhaftem Verlauf;** vermehrtes Auftreten eitriger Hautentzündungen nach fettem Essen (Schweinefleisch, Pommes frites) sowie **durch hormonelle Störungen** wie unregelmäßige Periodenblutung oder während der Wechseljahre − Wärme + frische Luft	**Pulsatilla D12 B**
▪ **Hautreizungen und bläschenartige Entzündungen;** Ausschlag wie kleine Frieseln (Urticaria); typischerweise **im Sommer (Hitze) und beim Baden;** Neigung zu Herpes; **zwiebelartiger Schweißgeruch;** oftmals verstärkt sich der Hautausschlag mit der Periodenblutung; Unverträglichkeitsreaktion auf Kosmetika − Wärme, Hitze	**Bovista D6 C**
▪ **Die Haut wirkt schmutzig und unrein,** ist großporig; Neigung zu schlecht heilenden Entzündungen, die immer wieder eitern und einen dunkelroten Hof aufweisen; große, schwer entfernbare Mitesser bei trocken-schuppender oder fettiger Haut; oft **heftiges Hautjucken,** vermehrt abends und nachts; Neigung zu starkem, übel riechendem Schwitzen − morgens; (Bett-)Wärme + Abkühlung **Bewährt bei:** Cortison-Akne	**Sulfur D12 A**

Hinweis: Bei Verschlechterung des Hautbildes Sulfur absetzen; nach dreitägiger Pause jeden zweiten Tag einnehmen.

- Akneähnliche Hautausschläge finden Sie unter **Rosacea** oder **Couperose** (Seite 101), **Knötchenflechte (Lichen ruber)** mit juckenden Hautentzündungen (Seite 68) sowie unter **Schuppenflechte** (Seite 112).

Allergien, Unverträglichkeiten

Allergische Erkrankungen sind Ausdruck einer überschießenden Reaktion des Immunsystems. Beim entsprechend disponierten Menschen kann jede Substanz Beschwerden auslösen. Oftmals handelt es sich jedoch nicht um eine Allergie (im Allergietest nachweisbar), sondern um eine Unverträglichkeitsreaktion – die Symptome sind mehr oder weniger identisch und damit auch die Behandlung. Je nachdem, wodurch die Reaktion ausgelöst wird und wie sie sich äußert, unterscheidet man

- Hausstaubmilben- und Schimmelpilzallergie,
- Heuschnupfen, Tierhaarallergien,
- Nahrungsmittelallergien oder -unverträglichkeiten,
- Nesselsucht (Urticaria), allergische Hautreaktion.

Als Basisbehandlung gilt es, die allergieauslösenden Substanzen (Allergene) zu finden (Allergietest) und so weit wie möglich zu meiden. Das gilt auch für Substanzen, die zu Unverträglichkeiten führen.

Eine homöopathische Behandlung sollte auch dann durchgeführt werden, wenn keine akuten Beschwerden bestehen, um die Allergieneigung nach und nach zu reduzieren.

Hausstaubmilben- und Schimmelpilzallergie

▪ Sie bekommen schwer Luft, neigen zu **Atemnot mit hörbarem Pfeifen;** Juckreiz der Augen mit Tränen und Fließschnupfen; auch im Wechsel mit einem **trocken-juckenden Hautausschlag** oder einer **schmerzend-juckenden Nesselsucht** − Kälte + Wärme; Ruhe **Bewährt bei:** Atembeschwerden im Wechsel mit Hautausschlägen	**Acidum formicicum D12 B**

A

▪ **Anhaltende Niesanfälle**; sehr geruchsempfindlich; Brennen und Kitzeln in der Nase; **Juckreiz am Gaumen**; anfangs oft sehr dünnflüssiger Schnupfen, der dann dicker und zäher wird und die Nasenatmung behindert, oft mit Stirnkopfschmerzen und tränenden Augen − Kälte + Wärme	**Sabadilla D6 C**
▪ **Zäher Schleim in Rachen und Nase,** vor allem morgens und vormittags; der Schleim reizt zum Räuspern und Hüsteln mit Brennen im Hals; tagsüber oft sehr trockene Nasenschleimhaut mit Borken oder anhaltend zäher Schleim, **wobei die Nase ständig verstopft ist** − trockene (Zimmer-)Luft + im Freien	**Luffa operculata D6 C**

Heuschnupfen, Tierhaarallergien

▪ **Starkes Augentränen mit Juckreiz; häufiges Niesen und Fließschnupfen;** Atemnot − Wärme; Schwitzen	**Galphimia D6 C**
▪ **Dünnflüssiger Nasenschleim;** Niesanfälle; oft auch verstopfte Nase; Sie bekommen schwer Luft und müssen durch den Mund atmen; Brenngefühl im Rachen, Mundtrockenheit; immer wieder **Stirnkopfschmerzen** − trockene (Zimmer-)Luft + im Freien	**Luffa D12 B**

Hinweis: Bei zähflüssigem Nasenschleim: **Luffa D6 C**

▪ Neigung zu **Atemnot mit hörbarem Pfeifen;** Juckreiz der Augen mit Tränen und Fließschnupfen; auch im Wechsel mit einem **trocken-juckenden Hautausschlag** oder einer **schmerzend-juckenden Nesselsucht** − Kälte + Wärme; Ruhe	**Acidum formicicum D12 B**

Nahrungsmittelallergien oder -unverträglichkeiten

▪ **Schäumender, stinkender Durchfall,** oft schon kurz nach dem Essen, der unverdaute Bestandteile enthalten kann; **übel riechende Blähungen mit Bauchkrämpfen;** lautes Aufstoßen ohne Besserung; Sie fühlen sich geschwächt und elend; **dick belegte Zunge** − nachts; Flüssigkeitsverlust + Wärme **Bewährt bei:** Zöliakie	**China** **D6 C**
▪ **Schneidende Bauchschmerzen mit heftigem Gurgeln und Rumoren nach dem Essen,** gefolgt von starkem, oft **grünlich gefärbtem Durchfall,** auch mit Übelkeit und heftigem Erbrechen; **Kältegefühl im ganzen Körper** − nachts + kalte Getränke; Gegendruck **Bewährt bei:** Hautausschlag infolge einer Nahrungsmittelallergie	**Cuprum metallicum** **D12 B**
▪ Trockener Mund, **an den Lippen und im Gaumen zunehmender Juckreiz nach dem Essen;** vermehrt Aufstoßen, Übelkeit, **Völlegefühl und starke Blähungen, gefolgt von heftigem Durchfall;** unregelmäßiger, wechselhafter Stuhlgang; Reizdarm-Syndrom − Tabakrauch + Fasten	**Okoubaka** **D3 C**

Nesselsucht (Urticaria), allergische Hautreaktion

▪ **Extremer Juckreiz der stark geröteten Haut;** einzelne **nässende Stellen;** Niesen, starker Fließschnupfen und erschwertes Atmen − Wärme + frische Luft	**Cardiospermum** **D3 C**

Hinweis: Das Mittel ist auch als Salbe oder Creme (Halicar®) in der Apotheke erhältlich.

▪ **Die Haut ist eher hellrot mit großen Quaddeln; stechende, brennende Schmerzen**; oft sind die betroffenen Hautareale sehr berührungsempfindlich; trotz Hitzegefühl der Haut kein Durst; ausgeprägte Ruhelosigkeit und Bewegungsdrang; fruchtlose Aktivität − Wärme; Berührung + Kälteanwendung **Bewährt bei:** Schwellung der Augenlider infolge einer Kosmetik-Unverträglichkeit	Apis D6 C
▪ Viele kleine Entzündungen **wie nach Kontakt mit Brennnesseln** (Nesselsucht, Frieselausschlag); schmerzhaftes Brennen, aber auch Juckreiz − Nässe; Berührung **Bewährt bei:** Nesselsucht nach Genuss von Meeresfrüchten	Urtica urens D6 C

Angina pectoris → Herz-Kreislauf-Erkrankungen (Seite 64)

Arteriosklerose → Durchblutungsstörungen (Seite 47)

Arthritis (Gelenkentzündung)

! Bei Verdacht auf Arthritis bitte zunächst einen Arzt aufsuchen, um die Diagnose stellen zu lassen. Falls das sorgfältig ausgewählte homöopathische Mittel nicht deutlich bessert, sollten Sie sich von einem Arzt oder Heilpraktiker behandeln lassen, um bleibende Schäden am Gelenk zu vermeiden.

Bei einer rheumatoiden Arthritis sind ein oder mehrere Gelenke entzündet; man spricht auch von einer chronischen Polyarthritis, die oft in Schüben verläuft und häufig mit Bewegungseinschränkungen einhergeht. Eine Gelenkentzündung kann auch stoffwechselbedingt sein, beispielsweise bei der Gicht. Auch im Falle einer Borreliose (Seite 33) besteht ein Zusammenhang mit entzündeten Gelenken. Sind Muskeln, Sehnen und Bänder betroffen, spricht man medizinisch von Weichteilrheumatismus (siehe Fibromyalgie, Seite 51).

▪ **Gelenkentzündung mit starken Bewegungsschmerzen**; die befallenen Gelenke sind schmerzhaft angeschwollen, oft ist die Haut gerötet und heiß; auch Sehnen und Bänder können schmerzhaft entzündet sein − Wärme + frische Luft	**Cardiospermum D3 C**
▪ **Die Entzündung beginnt oft mit Gelenkschmerzen in den Füßen und befällt dann die Finger**; brennendes Gefühl; die Gelenke sind heiß und geschwollen − Wärme; Bewegung + kaltes Wasser	**Ledum D6 C**
▪ **Beim akuten Schub sind die Schmerzen so extrem, dass die betroffenen Gelenke absolut nicht bewegt werden können**; manchmal bessert leichter Gegendruck die **stechenden Gelenkschmerzen**; das entzündete, heiße Gelenk ist oft nur leicht angeschwollen; großer Durst; gereizt und ärgerlich über die Schmerzen − geringste Bewegung; Berührung + Ruhe; leichter Gegendruck	**Bryonia D6 C**

Arthrose (Gelenkabnutzung)

Die Arthrose ist eine Abnutzung des Knorpelgewebes in den Gelenken mit Schmerzen und Bewegungseinschränkung. Der natürliche Alterungsprozess des Knorpels wird verstärkt durch Übergewicht, mangelnde Bewegung und Fehlernährung sowie durch hormonelle Umstellung in den Wechseljahren bei Frau und Mann.

▪ Finger- und Zehengelenke schmerzen anfallsweise; Gelenksteifigkeit, die sich im Tagesverlauf oft bessert; auffallendes **Knacken und Krachen der Gelenke; kleine Knötchen seitlich an den Fingerendgelenken, die beim Drücken schmerzen** (Heberden'sche Knötchen) − nachts; Kälte + Wärme	**Caulophyllum D6 C**

▪ **Von der Halswirbelsäule und dem Nacken ausgehende Schmerzen, die in die Schulter und den gesamten Arm ausstrahlen;** oft schmerzen auch Hand- und Fingergelenke, sie sind wie steif und geschwollen; betroffen sind auch Sehnen und Muskeln; Schmerzen wie elektrische Schläge, die Kopfschmerzen auslösen können ➖ Kälte; Nässe ➕ Wärme **Bewährt bei:** Wechseljahresbeschwerden	**Cimicifuga** **D6 C**
▪ **Bewegungsabhängige Schmerzen in den Hüft- und Kniegelenken, aber auch in der Schulter;** reißende, ziehende, krampfartige Schmerzen; oft humpelnder, einseitiger Gang; schmerzhafte Verspannungen der Rückenmuskulatur; **lang anhaltende Folgen einer Kniegelenksverletzung** (Bänderzerrung oder Dehnung; Meniskusverletzung) oder -operation; immer wieder Gelenkschwellungen und Bewegungsschmerzen, vor allem nach Belastung (Stehen, Gehen, Laufen) ➖ Wetterumschwung; Feuchtigkeit ➕ Ruhe; im Liegen	**Harpagophytum** **D6 C**
▪ Schmerzen und Steifigkeit in den Gelenken und Muskeln; **Nervenschmerzen mit Ameisenlaufen, vor allem in der linken Schulter, nach rechts ausstrahlend** mit Taubheitsgefühl und Kribbeln im ganzen Arm bis zu den Fingern; Sehnenscheidenentzündung ➖ nachts, morgens ➕ Bewegung in der frischen Luft **Bewährt bei:** Sehnenscheidenentzündung	**Hedera helix** **D6 C**
▪ **Ziehende Schmerzen, die von der rechten Schulter und dem Nacken ausgehend in den Arm ausstrahlen,** oft sind die Finger wie pelzig; **rechtsseitige, migräneartige Kopfschmerzen** mit Übelkeit und Schwindel; sehr unleidige, gereizte Stimmung ➖ morgens; Kälte **Bewährt bei:** rechtsseitigen Schmerzen	**Sanguinaria canadensis** **D6 C**

▪ **Gelenk- und Rückenschmerzen mit eingeschränkter Beweglichkeit**; Folge von Gelenkabnutzung und nachlassender Knochendichte; Schmerzen in Armen und Beinen beim Tragen und Heben; schmerzhafte Gelenke (Finger, Hände, Füße) bei Bewegung − körperliche Belastung + im Liegen; Ruhe	Hekla lava D6 F

Hinweis: Hekla lava kann je nach Symptomatik auch mit einem der anderen Mittel kombiniert werden: jeweils drei Wochen lang im Wechsel anwenden; eine solche homöopathische «Gelenkkur« können Sie mehrere Monate lang durchführen.

Asthma bronchiale

! Akute Atemnot gehört in die Hände eines Fachmanns. Die längerfristige Begleitbehandlung mit Homöopathie trägt dazu bei, Häufigkeit und Schwere der akuten Anfälle zu reduzieren.

Asthma bronchiale zählt zu den häufigsten chronischen Atemwegserkrankungen. Durch Reize wie Pollen, wiederkehrende Infekte, Medikamente oder Schadstoffe ist die Bronchialschleimhaut chronisch entzündet; phasenweise kommt es zu akuter Atemnot (Asthmaanfall).

▪ **Trockener, vom Hals-Kehlkopf-Bereich ausgehender Husten**, der **bellend und hohl klingt; Gefühl wie durch einen Schwamm zu atmen**; Sie bekommen schwer Luft; Wundheitsgefühl in Rachen und Luftröhre; rau klingende Stimme; Pseudokrupp-Husten − im Liegen; Kälte + Wärme, warme Speisen	Spongia D6 C
▪ **Krampfartiger Husten mit Engegefühl in der Brust**; erschwerte Ausatmung; Atemnot bei Anstrengung und beim Husten, **oft begleitet von Übelkeit**; blasses Aussehen; kalter Schweiß; Angstgefühle − morgens; im Liegen + Wassertrinken	Lobelia D6 C

▪ **Trockener, mit weißlichem Auswurf einhergehender Husten und erschwertes Atmen** − nachts; feuchte Wärme + in frischer Luft **Bewährt bei:** Asthma-Bronchitis (Krampfhusten)	Kalium jodatum D6 F
▪ **Meist sehr zäher Schleim, der zum Husten reizt und zu Atemnot führt**; Gefühl, als schnüre sich die Brust zusammen; Husten mit **Brechreiz und Erbrechen**; oft bläulich verfärbte Lippen; Neigung zu Muskelverkrampfungen − nachts; durch Aufregung + kaltes Trinken	Cuprum metallicum D6 F
▪ Trockener oder gelblich-schleimiger Husten mit starken Atembeschwerden; **hörbares Pfeifen und Rasseln in der Lunge**; aufgeschwemmtes Aussehen mit Tränensäcken und geschwollenen Beinen durch Wassereinlagerungen; morgens gehäuft Durchfälle − feucht-kaltes Wetter + Wärme	Natrium sulfuricum D12 B

Ausfluss (Fluor vaginalis)

Scheidenausfluss ist meist Zeichen einer Entzündung, vor allem dann, wenn er verfärbt ist und mit Juckreiz oder Schmerzen einhergeht. Zu den häufigsten Auslösern gehören Pilze oder Bakterien.

Zur Vorbeugung

Allium sativum D2 (Knoblauch): abends im Liegen zwei Tabletten tief in die Scheide einführen, das stabilisiert die Scheidenschleimhaut und stärkt die Abwehr gegen diverse Erreger.

▪ **Unangenehm riechender Ausfluss,** meist gelbgrünlich und **stark juckend; Senkungsgefühl;** schmerzende Brüste; unregelmäßige Monatsblutung; bei beginnenden Wechseljahren − abends; in warmen Räumen + im Freien; Bewegung	Lilium tigrinum D6 C

▪ Der Ausfluss ist eher **zäh, weißlich-milchig, oft auch klebrig; weißliche Beläge auf der Vaginalschleimhaut;** mitunter schmerzhafte Periodenblutung; das Blut ist meist dunkelrot und klumpig; Neigung zu Bläschenbildung im Mund sowie zu juckender, anhaltend trockener und schuppender Haut − Kälte; nach der Periode + nach dem Stuhlgang	Borax D6 C
▪ **Dünner, wässriger, wundmachender Ausfluss;** die Schamlippen sind entzündlich gereizt und schmerzhaft; Schmerzen bei der Intimhygiene; bei Nachlassen des Ausflusses sehr trockene Vaginalschleimhaut − morgens; Sonne; Stress + frische Luft	Natrium chloratum D12 B

Bandscheibenvorfall

! Ein akuter Bandscheibenvorfall gehört in ärztliche Hände. Typische Zeichen sind: starke, in die Extremitäten ausstrahlende Schmerzen, oft verbunden mit einem Taubheitsgefühl in dem betroffenen Bereich, auch Lähmungserscheinungen können vorkommen.

Der Bandscheibenvorfall, meist handelt es sich um einen teilweisen Vorfall, wird durch Abnutzung der Bandscheiben, verbunden mit körperlicher Belastung, hervorgerufen. Eigentlicher Auslöser ist meist eine ungeschickte Bewegung oder schweres Heben in der falschen Haltung. Die Homöopathie kann untertützend eingesetzt werden.

siehe auch Rückenschmerzen (Seite 102)

▪ Schmerzen in Armen oder Beinen, **schlimmer bei beginnender Bewegung;** Gefühl, als wäre die Wirbelsäule steif; **Verlangen nach Bewegung;** auch Nervenschmerzen; häufig **Folge körperlicher Überanstrengung** − feuchtkaltes Wetter + Wärme; fortgesetzte Bewegung	Rhus toxicodendron D12 B

▪ Anhaltend heftige, **stechende oder einschießende Schmerzen mit Missempfindungen und Taubheitsgefühl**; große Empfindlichkeit gegen Berührung; je nach Befall der Wirbelsäule können die Nervenschmerzen vom Arm bis in die Finger oder vom Bein bis in die Füße ausstrahlen; häufig auch Taubheitsgefühl oder **Ameisenlaufen** ⊟ Kälte; Wetterwechsel; Berührung ⊞ Ruhe	**Hypericum D6 C**

Hinweis: Hypericum kann, je nach Symptomatik, mit einem der anderen genannten Arzneimittel kombiniert werden (ein Mittel vor dem Essen, das andere Mittel nach dem Essen).

▪ **Der gesamte Rücken schmerzt und ist verspannt**; stark eingeschränkte Bewegung; **Folge von Osteoporose oder Abnutzung der Bandscheiben; schmerzhaft eingeschränkte Gelenkbeweglichkeit durch Verschleiß** ⊟ abends; längeres Stehen ⊞ Wärme	**Paloondo D6 C**
▪ Die Bandscheiben sind verschmälert; **Rückenschmerzen vor allem nach längerem Stehen, Heben und Tragen selbst leichter Gegenstände**; schwaches Bindegewebe mit frühzeitiger Fältchenbildung; häufig Probleme mit Nägeln, Haaren und Krampfadern ⊟ feucht-heißes Wetter ⊞ Wärme	**Calcium fluoratum D12 B**

Hinweis: Calcium fluoratum kann im dreiwöchigen Wechsel mit Paloondo kurmäßig angewendet werden: jeweils ein Mittel drei Wochen lang einnehmen, dann das andere Mittel (je nach Besserung drei bis vier Monate lang).

Bechterew-Krankheit → Arthrose (Seite 24)

Blasenentzündung → Harnwegsinfekte (Seite 60)

Blasenschwäche → Harninkontinenz (Seite 58)

Blutarmut (Anämie)

! Blutarmut führt zur Verringerung der roten Blutkörperchen beziehungsweise zur Verminderung des Hämoglobins, dem Sauerstoffträger des Blutes. Die Ursachen sind vielfältig. So können schwere Erkrankungen und anhaltender Blutverlust zu einer Blutarmut führen. Oftmals wird dem Organismus zu wenig Eisen, Folsäure und Vitamin B12 zugeführt. In jedem Fall ist eine ärztliche Untersuchung notwendig.

▪ Mangelnde Belastungsfähigkeit; **nach dem Essen übel riechende Blähungen mit Bauchkrämpfen; rasch zunehmender Stuhldrang mit breiigem oder wässrigem, schäumendem Durchfall, gefolgt von ausgeprägtem Schwächegefühl,** oft mit Schweißausbruch und Schwindel; auffallend dick belegte Zunge; häufig Folge einer Operation, einer schweren Geburt oder starker Periodenblutung − nachts; Flüssigkeitsverlust + Wärme	**China D6 C**
▪ Appetitlosigkeit; mangelnde Leistungsfähigkeit; **verstärktes Herzklopfen und Atemnot bei geringster Anstrengung;** häufiger Harndrang; Neigung zu Durchfall; Leber- und Milzvergrößerung; **Folge anhaltender Erkrankung oder nach durchgemachter Infektionskrankheit** − nach dem Essen + Ruhe	**Ceanothus americanus D6 C**
▪ **Nervös, gereizt und wenig Ausdauer;** Müdigkeit bei niedrigem Blutdruck und raschem Pulsschlag; pulsierende Kopfschmerzen mit Hitzegefühl; Schwindel; verfroren; **Wechsel der Gesichtsfarbe von rot nach blass;** »durchsichtig« wirkende Haut; **Folge häufiger Erkältungen, raschen Wachstums oder starker Periodenblutung** − Überanstrengung; nachts; Wärme + Ruhe	**Ferrum metallicum D12 B**

Hinweis: Wenn der Eisenspiegel trotz Präparat nicht ansteigt.

▪ **Ausgeprägter Schwächezustand** nach Entbindung und Stillzeit, nach Erkrankung und Blutverlust sowie durch eine Bestrahlungsbehandlung bei einer Krebserkrankung; meist schlanke Gestalt; nervös; **spürbare innere Unruhe**; starker Bewegungsdrang; **wenig ausdauernd**; rasch erschöpft; Sie brauchen immer wieder Ruhepausen, wollen nur Kleinigkeiten essen; ausgeprägtes Durstgefühl; **Neigung zu spontanem Nasenbluten; kleinste Wunden bluten lange** – abends, nachts; emotionale Ereignisse + kurze Ruhephasen **Bewährt bei:** erniedrigte Blutplättchenanzahl (Thrombozyten)	Phosphorus D12 B

Bluthochdruck (Hypertonie)

! Erhöhter Blutdruck muss konsequent ärztlich behandelt werden (siehe Herz-Kreislauf-Erkrankungen, Seite 64). Die Homöopathie trägt zusätzlich zur Senkung des Blutdrucks bei.

Bei erhöhtem Blutdruck (Hypertonie) liegen die Werte dauerhaft über 140 / 90 mm Hg. Obwohl viele Menschen davon betroffen sind, bleibt der Bluthochdruck oft lange Zeit unentdeckt, weil er zunächst kaum oder keine Beschwerden macht.

Rotes Gesicht

▪ Auffallend **hochrotes Gesicht, durchsetzt mit bläulich schimmernden Äderchen**; das Gesicht wirkt wie aufgedunsen; Neigung zu Übergewicht und ausgeprägter Muskulatur; Kopfschmerzen; Schwindel; Ohrensausen; spontanes Nasenbluten; **Abneigung gegen jegliche Behandlung**; Folge von Herzinfarkt oder Schlaganfall – Berührung; Bewegung + Ruhe **Bewährt bei:** Arteriosklerose	Arnica D12 B

▪ Eher **dunkelrotes, leicht bläuliches Gesicht; Sie vertragen nichts Enges, insbesondere am Hals**; Beklemmungsgefühl in der Brust; Herzklopfen; linksseitige Kopfschmerzen; ausgeprägte Hitzewallungen mit starken Schweißausbrüchen, aber auch Frieren; heftige emotionale Reaktionen wie **Misstrauen und Eifersucht**; gereizte Stimmung; **sehr redefreudig** und mitteilsam; ruhelos ➖ nach dem Schlaf; Wärme; Wechseljahre ➕ Abkühlung	**Lachesis D12 B**
▪ Meist rötliches Gesicht; **Hitzewallungen zum Kopf; oft rechtsseitige, migräneartige Kopfschmerzen mit Übelkeit und Schwindel**; Ohrensausen; oft sehr gereizt ➖ morgens; Kälte; Wechseljahre	**Sanguinaria canadensis D6 C**

Blasses Gesicht

▪ Blasse Gesichtsfarbe; eher trockene, faltige Haut; **Schwindelanfälle und drückende Kopfschmerzen**; Angina-pectoris-Beschwerden mit **Engegefühl in der Brust**; Verkrampfungen in Händen und Beinen (Wadenkrämpfe); eher schlanke Statur; **sehr kälteempfindlich** ➖ Kälte; körperliche und geistige Anstrengung ➕ Wärme; Drücken auf die Brust	**Plumbum metallicum D12 B**

Unregelmäßiger Puls

▪ **Erhöhter Blutdruck ohne Beschwerden** (»Zufallsbefund«); hämmernde Kopfschmerzen, Ohrensausen und Schwindel; Gefühl, sich nicht zurechtzufinden, wie verwirrt; schmerzende Muskeln, steife Glieder und Gelenke; **Herzbeschwerden mit unregelmäßigem Puls** ➖ Kälte, Sturm; Liegen auf der linken Seite ➕ im Freien	**Viscum album D6 C**

Borreliose

B

! Eine ärztliche Abklärung ist unumgänglich. Die Homöopathie sollte begleitend eingesetzt werden, um Schäden zu vermeiden.

Durch den Biss einer Zecke können Borrelien auf den Menschen übertragen werden, sofern diese infiziert ist. Bei Entfernung der Zecke innerhalb von 24 Stunden ist die Infektionsgefahr deutlich reduziert. Eine Impfung gegen Borreliose ist nicht möglich. Typische Anzeichen einer Borreliose sind: anhaltende Nervenschmerzen mit lähmungsartiger Schwäche und einseitiger Gesichtslähmung (Fazialislähmung). Auch können immer wieder aufflammende Gelenkentzündungen, Herz-Kreislauf-Beschwerden, anhaltende Lymphknotenschwellungen sowie ein hartnäckiger Hautausschlag auftreten. Das Allgemeinbefinden und die Leistungsfähigkeit sind oft erheblich eingeschränkt.

Hinweis: Zur Linderung der Beschwerden **Dipsacus-Urtinktur (Kardendistel)** zusätzlich zur Homöopathie: einmal täglich drei Tropfen einnehmen (nur aus der Apotheke).

Wanderröte (Erythema migrans)

▪ **Hochrot entzündete Haut in der Umgebung der Einstichstelle;** Brennschmerz und Hitzegefühl − Berührung; Wärme + Ruhe	**Belladonna D6 C**

Folgen des Antibiotikums

▪ **Vermehrtes Aufstoßen, Übelkeit, Völlegefühl und starke Blähungen, gefolgt von starkem Durchfall** durch die Einnahme eines Antibiotikums; unregelmäßiger, wechselhafter Stuhlgang; **Scheidenpilzinfektion bei Frauen;** trockener Mund mit pappigem Mundgeschmack; weiß-gelblich belegte Zunge; Juckreiz nach dem Essen an den Lippen und im Gaumen − Tabakrauch + Fasten	**Okoubaka D3 C**

Nerven- und Gelenkschmerzen

▪ **Schmerzhafte Entzündung an Haut oder Schleimhaut;** Nervenschmerzen sowie druckschmerzhafte Lymphknotenschwellungen (Hals, Achsel, Leiste); süßlich riechender, klebriger, oft öliger Schweiß, der die Wäsche gelb verfärbt, besonders nachts; metallischer Geschmack im Mund; **unangenehmer Mundgeruch; starker Speichelfluss nachts** − nasses, feuchtes Wetter; Liegen auf der rechten Seite	**Mercurius solubilis D12 B**

Hinweis: Das Mittel etwa 14 Tage lang einnehmen, danach auf einmal täglich fünf Globuli reduzieren (14 Tage lang).

▪ **Wochen oder Monate nach dem Zeckenbiss beginnende Gelenksschmerzen in Füßen und Knien,** ein- oder beidseitig; auch die Finger sind betroffen; brennendes Gefühl; heiße, geschwollene Gelenke − Wärme; Bewegung + kaltes Wasser	**Ledum D6 C**
▪ **Anhaltende heftige, stechende oder einschießende Schmerzen mit Missempfindungen und Taubheitsgefühl;** große Berührungsempfindlichkeit; Entzündung der Nervenbahnen − Kälte, Wetterwechsel; Berührung + Ruhe	**Hypericum D6 C**

Hinweis: Das Mittel kann auch im dreiwöchigen Wechsel mit **Mezereum** (unten) eingenommen werden.

▪ **Blitzartig auftretende, heftige, brennende oder stechende Schmerzen;** Taubheitsgefühl und Juckreiz; **Überempfindlichkeit gegen Berührung;** Nervenschmerzen durch eine auch länger zurückliegende Borrelien-Infektion, auch bedingt durch eine Gürtelrose, **vor allem an Rücken, Bauch und Gesäß** − nachts; Kauen; Sprechen; feuchtkaltes Wetter + Wärme, warme Anwendungen	**Mezereum D6 C**

Lähmungserscheinungen

▪ **Lähmungsartige Schwäche der Augenlider,** Herabhängen des Augenlids; **kann die Augen kaum offen halten** (ein- oder beidseitig); bei wechselnder Entfernung von Gegenständen ist die Sehschärfe vermindert (Akkommodationsschwäche), **Dinge werden doppelt gesehen** (Doppelbilder); **vom Nacken ausgehende Kopfschmerzen;** Gefühl wie betäubt und gelähmt − abends; Wärme; emotionale Ereignisse + frische Luft **Bewährt bei:** lähmungsartiger Schwäche	Gelsemium D6 C
▪ **Hängendes Augenlid mit unvollständigem Lidschluss;** mangelnde Befeuchtung des Auges; Taubheitsgefühl im betroffenen Gesichtsbereich, auch mit Lähmung: **hängende Gesichtshälfte, Mundwinkel schlaff mit Speichelfluss;** lähmende Müdigkeit; melancholisch − Kälte, Zugluft + Wärme	Causticum D12 B

Cholesterin, erhöht

→ Fettstoffwechselstörung (Seite 50)

Colitis ulcerosa

→ Darmentzündung (Seite 36)

COPD (chronische Bronchitis)

! Eine COPD gehört in ärztliche Hände, eine begleitende homöopathische Behandlung ist jedoch möglich und sinnvoll.

Unter einer COPD (chronic obstructive pulmonal desease) versteht man eine chronische Bronchitis mit zähem Auswurf und Schwellung der Bronchialschleimhaut, was zur Obstruktion (Verengung) führt, verbunden mit Atemnot und Sauerstoffmangel.

Hinweis: Auch die durch die Erbkrankheit Mukoviszidose hervorgerufenen Atembeschwerden lassen sich begleitend zur schulmedizinischen Therapie homöopathisch behandeln.

▪ **Rau klingender Husten; pfeifende Atemgeräusche;** zäher Schleim, der sich nur schwer löst; Atemnot; **Wundheitsgefühl in der Brust** − morgens; kalte Luft + durch Schwitzen	Senega D6 C
▪ **Atemnot mit pfeifenden Atemgeräuschen;** oft schnarchende Atmung; **nächtliche Atemaussetzer;** zäher, meist **schaumiger Auswurf** − nachts; im Liegen + durch Aufsitzen	Grindelia D6 C
▪ **Anhaltender Husten mit reichlich Schleimauswurf, der sich jedoch schwer löst;** Atemnot und Beklemmungsgefühl in der Brust; **Kreislaufprobleme und Herzschwäche;** Schweißausbrüche; bläuliche Verfärbung der Haut − nachts; Nässe, Kälte, Nebel + Wärme; in Seitenlage	Ammonium carbonicum D6 C
▪ **Krampfartige Hustenanfälle;** Empfinden, als schnüre sich die Brust zusammen; Gefühl, keine Luft mehr zu bekommen; meist sehr zäher Schleim, der immer wieder zum Husten reizt und zu Atemnot führt; **oft verbunden mit Brechreiz und Erbrechen; bläuliche Lippen** und blasse Gesichtsfarbe − um Mitternacht; durch Aufregung + kalte Getränke **Bewährt bei:** Asthma bronchiale	Cuprum metallicum D6 F

Darmentzündung (Colitis ulcerosa, Morbus Crohn, Proktitis)

! Eine Darmentzündung muss ärztlich behandelt werden, auch dürfen die verordneten Arzneimittel nicht eigenmächtig abgesetzt werden. Durch eine begleitende homöopathische Behandlung besteht jedoch die Chance, dass die schulmedizinischen Medikamente nach und nach reduziert werden können.

Der Darm kann in seinem Verlauf an einem oder mehreren Abschnitten entzündet sein. Dabei kommt es phasenweise zu akuten Schüben,

verbunden mit schleimigen oder blutigen Durchfällen. Ist nur der Enddarm entzündet, spricht man von einer Proktitis.
Es besteht ein ausgeprägtes Krankheitsgefühl. Die eigentliche Ursache ist bislang unbekannt, vermutet werden allergische Gründe, eine massiv gestörte Darmflora sowie seelische Probleme.

Hinweis: Okoubaka (unten) bewährt sich vor allem zu Behandlungsbeginn, da es zur Stabilisierung der Darmflora beiträgt (nach dreiwöchiger Einnahme eine einwöchige Pause einlegen; so verfahren Sie insgesamt dreimal, um danach zu einem anderen Mittel zu wechseln, falls erforderlich).

siehe auch Divertikulose (Seite 45),
Reizdarm-Syndrom (Seite 98)

▪ **Immer wieder weicher Stuhl wie Brei oder Durchfall,** oft mit Schleim vermengt; Abgang von Winden; **Durchfall im Wechsel mit Verstopfung ohne Stuhldrang, dann wieder normaler, geformter Stuhl;** häufiges Aufstoßen; oft verbunden mit Übelkeit − Nikotingenuss + Nahrungsverzicht **Bewährt bei:** Sanierung der Darmflora	**Okoubaka** **D3 C**
▪ Heftige, sehr übel riechende Blähungen; **häufig geht mit der Luft ein wenig Stuhl ab,** der mit Schleim oder Blut durchsetzt sein kann; **heftiges Gurgeln im Bauch** − morgens; Wärme + Kälte	**Aloe** **D6 C**
▪ **Starkes Rumoren im Bauch mit viel Gluckern und Glucksen;** aufgetriebener Bauch; heftiger rasch zunehmender Stuhldrang und Entleerung von **breiig oder wässrig schäumendem Durchfall,** gefolgt von **ausgeprägtem Schwächegefühl,** oft verbunden mit Schweißausbruch und Schwindel; mangelnde Belastungsfähigkeit; Nahrungsmittelunverträglichkeit − Ausscheidungen (Stuhlgang, Schweiß) + Wärme; Ruhe	**China** **D6 C**

▪ Morgendliches Erwachen mit heftigem Rumoren und Gluckern im Bauch; heftiger Stuhldrang; **explosionsartige Entleerung wässriger, übel riechender Durchfälle mit Unverdautem und Beimengung von Schleim und Blut,** oft auch mehrfach am Morgen; erschöpfende Durchfälle; Folge von Leber-Galle-Leiden − morgens; nach dem Essen + abends; Wärmeanwendung	**Podophyllum D6 C**
▪ **Weicher, teilweise auch dünnflüssiger Stuhl mit Schleimfetzen,** vereinzelt mit Blutspuren; **krampfartige Bauchschmerzen;** vermehrter Stuhldrang, wobei sich nur Luft und Schleim entleeren; Proktitis (Enddarm-Entzündung) − emotionale Ereignisse + Entspannung	**Aethiops antimonialis D12 B**

Darmträgheit, Verstopfung

! Achten Sie auf ausreichende Flüssigkeitszufuhr und suchen Sie trotz mangelnden Stuhldranges immer zur selben Zeit die Toilette auf, um den Darm an einen bestimmten Rhythmus zu gewöhnen.

Mangelnde Stuhlentleerung und Verstopfung (Obstipation) können unterschiedliche Ursachen haben:

- Veranlagung (habituelle Obstipation),
- mangelnde Flüssigkeitszufuhr,
- mangelnde Bewegung,
- chemisch-synthetische Arzneimittel (wie Schmerzmittel).

Darmträgheit kann auch infolge bestimmter Krankheiten auftreten, beispielsweise der Schilddrüse oder der Verdauungsorgane. In diesem Fall muss die Grundkrankheit ärztlich behandelt werden.

▪ **Anhaltender erfolgloser Stuhldrang;** Neigung zu Hämorrhoiden; Sie nehmen sich zu wenig Zeit für den Gang auf die Toilette, sind innerlich angespannt; **gehetzte Lebensweise; Folge von zu viel Abführ- oder Schmerzmitteln** − morgens; Kälte; Bewegung + Wärme	**Nux vomica D6 C**

▪ Kein Stuhldrang; **harter, trockener Stuhl in kleinen Mengen** (wie Schafskot); Schmerzen am After, auch bedingt durch kleine Einrisse; **trockene Mundschleimhaut**; Folge mangelnder Flüssigkeitszufuhr oder von Ernährungsumstellung; **Neigung zu trockener rissiger Haut; häufig wechselnde Stimmungen** − morgens; nach dem Essen + Wärme; frische Luft	Alumina D12 B
▪ **Heller Stuhl** als Hinweis auf ein Galle- und / oder Leberleiden; **bröckeliger, sehr harter Stuhl**; Sodbrennen, Übelkeit und Brechreiz; Blähungen und Bauchkrämpfe; Folge von Milch-Eiweiß-Unverträglichkeit − Genussmittel, kalte Getränke + Bewegung	Magnesium chloratum D12 B
▪ **Meist stark geblähter Bauch mit Völlegefühl; krampfartige Bauchschmerzen, besser durch Abgang von Winden;** druckempfindlicher Magen; ständiges Aufstoßen; hartnäckige schmerzhafte Verstopfung, auch wegen Hämorrhoiden; Durchfall nach tagelanger Verstopfung; trockenes, pelziges Gefühl im Mund − um Mitternacht; fette Speisen + im Liegen; durch Rückwärtsbeugen	Mandragora D6 C

Demenz-Erkrankung

! Bei Verdacht auf Demenz bitte unbedingt ärztlichen Rat einholen. Begleitend ist eine homöopathische Behandlung durchaus sinnvoll und wünschenswert, sie kann das Leben für die Betroffenen und ihre Angehörigen deutlich erträglicher machen. Das Fortschreiten der Erkrankung lässt sich damit aber nicht wesentlich aufhalten.

Von Demenz spricht man bei einem krankhaften Verlust geistiger, emotionaler und sozialer Fähigkeiten. Betroffen ist vor allem das Kurzzeitgedächtnis, aber auch Denkvermögen, Sprache und Motorik. Bei einigen Demenzformen kommt es zu Veränderungen der Persönlichkeitsstruktur. Die Medizin unterscheidet verschiedene Formen, die bekannteste ist die Alzheimer-Krankheit. Auch gibt es mehrere

Ursachen, häufig lassen sich Veränderungen im Gehirn feststellen. Empfehlenswert ist es, bei den ersten Anzeichen einer beginnenden Demenz ein hochdosiertes Ginkgo-biloba-Präparat einzunehmen – lassen Sie sich in der Apotheke beraten!

Hinweis: Ideal sind Tabletten, diese können zusammen mit den anderen Medikamenten in die Tablettenbox gelegt werden. Das homöopathische Mittel muss monatelang eingenommen werden, wobei immer wieder Therapiepausen eingelegt werden sollten, beispielsweise am Wochenende.

▪ Der alte Mensch zeigt ein **»kindisches« Verhalten**, ist misstrauisch, unentschlossen und ängstlich, in seinen Bewegungen verlangsamt; auch das Auffassungsvermögen ist langsam; zunehmende Geistesschwäche und **Verwirrtheit**; »baut stark ab«; meist bestehen auch typische Zeichen der **Arteriosklerose mit Bluthochdruck, Schwindel und Fallneigung**; ausgeprägter Appetit bei kräftiger Statur − Kälte, kalte Luft + Gehen im Freien **Bewährt bei:** alten Menschen, die sich zunehmend kindlich und töricht verhalten	**Barium carbonicum D12 E**
▪ Der Betroffene leidet unter seinem persönlichen Schicksal; entwickelt **Ängste,** dass er immer mehr von anderen abhängig wird; klagt über **zunehmende Vergesslichkeit**; spürt, dass er versagt, was die Stimmung merkbar drückt; **unbeherrscht und aggressiv,** wenn es nicht nach seinen Vorstellungen geht, der Umgang mit ihm wird ständig schwieriger; auch emotional bedingter **Bluthochdruck mit Kopfschmerzen und Schwindel**; Lufthunger und Druck auf der Brust; **Beklemmungsgefühl**; dunkelrotes Gesicht und untersetzte Statur; Hoffnungslosigkeit und Lebensüberdruss − nachts, am frühen Morgen; Kälte + Wärme **Bewährt bei:** Demenz mit Depressionen	**Aurum metallicum D12 E**

▪ Ängstliche Verwirrtheit; bedrückte Stimmung; ausgezehrt; ungelenke Bewegungen; **versteinerte Mimik; Muskelverkrampfungen mit Zittern und Zucken von Armen und Beinen**; Schwindelanfälle und Kopfschmerzen; blasse, trocken-faltige (Gesichts-)Haut mit Neigung zu Hautauschlägen; **schmerzhafte Berührungsempfindlichkeit der Haut** − nachts; in Bewegung + durch Druck	**Plumbum metallicum D12 E**
▪ **Extreme innere Unruhe; panische Angstzustände**: »fürchtet um sein Leben«; **nächtliches Umherirren**; hektisches, unmotiviertes Verhalten; **übersteigerte Pedanterie**: alles muss zweimal gesäubert werden; Ekel vor Küchengerüchen; **Gewichtsabnahme** durch schwere Krankheit (z. B. Krebsleiden); Haarausfall; Zungenbrennen; wiederkehrende brennende Schmerzen; Folgen von Chemotherapie − Kälte; um Mitternacht + Wärme, warme Getränke	**Arsenicum album D12 E**
▪ Argwöhnisches, **eifersüchtiges Verhalten**; trotzig wie ein Kind; **»sieht Gespenster«**; körperliche Unruhe mit Zittern von Armen und Beinen; **Harn- und Stuhlinkontinenz.** − Essen, Trinken; emotionale Ereignisse + Aufsitzen	**Hyoscyamus D12 E**

Depressionen

! Bei den ersten Anzeichen einer Depression unbedingt ärztlichen Rat suchen. Die Homöopathie kann begleitend eingesetzt werden.

Depressionen sind ernst zu nehmende Verstimmungszustände, die sich körperlich und seelisch auswirken, beispielsweise durch Niedergeschlagenheit, ausgeprägte Lust- und Antriebslosigkeit, ständige Müdigkeit, Kopfschmerzen, Verdauungsstörungen und Rückenschmerzen. Ursachen gibt es viele: Trennung vom Partner, Sorgen um Kinder oder Arbeitsplatz sowie dauerhafte Überforderung.

▪ Starke Erschöpfung; **Sie fühlen sich überlastet und überarbeitet, haben keine Kraft mehr, sind ausgelaugt**; Überforderung durch Familie und Beruf; zu hohe Ansprüche an sich selbst; **Neigung zu Unterleibsschmerzen und Senkungsbeschwerden ohne organische Ursache**; mangelnde Libido; Schmerzen beim Sex − daran denken + Ablenkung **Bewährt bei:** überforderten alleinerziehenden Müttern	**Helonias dioica D6 C**
▪ Gedrückte Stimmung; **mangelnde Konzentrations- und Leistungsfähigkeit; anhaltende Müdigkeit;** Erschöpfung, vor allem im Frühjahr und Herbst; **Kopfschmerzen, oft auch Kopfdruck mit Benommenheitsgefühl, Schwindel und Schwarzwerden vor Augen beim längeren Stehen**; Kreislaufschwäche mit heftigem Herzklopfen; niedriger Blutdruck − vormittags; Wetterumschwung + Ruhe **Bewährt bei:** jahreszeitlich bedingten Depressionen (im Frühjahr und Herbst)	**Haplopappus D3 C**
▪ Gedrückte, melancholische Stimmung; übersensibel; **ausgeprägtes Mitleid**; wie gelähmt vor Kummer; **ausgeprägter Gerechtigkeitssinn; häufiger Harndrang, verstärkt durch seelische Ereignisse oder Belastungen in der Familie oder am Arbeitsplatz** − Kälte, Zugluft; vor der Periode + Wärme	**Causticum D12 B**
▪ **Sie fühlen sich tief verletzt**, sind sehr empfindsam; Neigung zu Bauchschmerzen; **Frauen leiden unter Unterleibsschmerzen als Folge anhaltender Demütigung, Kränkung oder von ständigem »Hänseln« bzw. Mobbing** − Kälte; morgens; nach emotionalen Ereignissen + Ruhe	**Staphisagria D12 B**

▪ **Psychosomatische Reaktionen,** vor allem in Form von Hautausschlägen; **Neigung zu Migräne aufgrund bedrückender emotionaler Ereignisse und ständiger Kummersituationen;** Gefühl von Hoffnungslosigkeit und Resignation; stiller Kummer; Weinen fällt schwer; Trost kann kaum angenommen werden; zurückhaltend; nachtragend; in sich gekehrt; meist fahlblasse Hautfarbe; Verlangen nach salzigen, gut gewürzten Speisen; großer Appetit, ohne zuzunehmen; starkes Durstgefühl − morgens; Sonne; Stress + frische Luft **Bewährt bei:** Beschwerden durch den Konflikt zwischen Abhängigkeit und Unabhängigkeit	Natrium chloratum D12 B

Diabetes mellitus (Zuckerkrankheit)

! Bei Verdacht auf Diabetes, egal welchen Typs, muss unbedingt ärztlicher Rat eingeholt werden. Parallel ist eine homöopathische Behandlung sehr zu empfehlen, wobei sich die Mittelwahl nicht nach dem Diabetestyp, sondern nach dem Beschwerdebild richtet.

Die Zellen der Bauchspeicheldrüse produzieren Insulin. Ist dieses Hormon nicht mehr oder in ungenügendem Maße vorhanden, können Kohlenhydrate nicht mehr abgebaut werden. Es entwickelt sich die Blutzuckerkrankheit, die je nach Alter und Ursache als Diabetes mellitus Typ I oder Typ II bezeichnet wird. Typ I kann angeboren sein, häufig sind jedoch Virusinfekte und chemische Medikamente die Ursache; betroffen sind zumeist Kinder und jüngere Erwachsene. Typ II, auch Altersdiabetes genannt, entwickelt sich meist im späteren Erwachsenenalter, wobei falsche Ernährungsweise und mangelnde Bewegung, verbunden mit Übergewicht, als Hauptursachen gelten (siehe metabolisches Syndrom, Seite 86). Zunehmend leiden bereits Kinder und Jugendliche unter dem zweiten Typ, die Ursachen sind im Wesentlichen die gleichen wie bei Erwachsenen.

Hinweis: Verstärken sich die Beschwerden unter der Einnahme, sollten Sie das Mittel sofort absetzen und nach dreitägiger Pause nur noch einmal täglich fünf Globuli einnehmen.

▪ **Mangelnde Funktion der Bauchspeicheldrüse mit Störung des Blutzucker- und Stoffwechselgeschehens**, oft infolge langjähriger Schwermetallbelastung; bei Impfunverträglichkeit oder nach Virusinfektion; immer wieder Hautentzündungen; akneähnlicher Ausschlag oder Neurodermitis; häufige Zahnfleischentzündungen, Aphthen und Lippenherpes; mangelnde Leistungsfähigkeit: **Sie fühlen sich abgeschlagen, dann wieder wie unter Strom** − körperliche Anstrengung + Ruhephasen, nach dem Schlaf	Propolis D12 B
▪ **Oft müde, geschwächt und überfordert, dann wieder ungeduldig, hektisch und gereizt**; morgendliche Übelkeit, oft mit Brechreiz, Magenschmerzen und Sodbrennen, gefolgt von **anhaltendem Hustenreiz mit erschwerter Atmung und Schleimauswurf**; Neigung zu unreiner, entzündlicher Haut; säuerlich riechende starke Schweißausbrüche, auch Hitzewallungen − morgens; Kälte, Nässe + Wärme	Acidum sulfuricum D12 B

Heißhunger

▪ **Phasenweise Heißhunger und starkes Durstgefühl, auch nachts**; Sie müssen zwischendurch öfter Kleinigkeiten essen; saurer Mundgeschmack; **brennende Schmerzen**, auch in Speiseröhre und Magen; schlanke Gestalt; nervös und sichtbare innere Unruhe; starker Bewegungsdrang: **wenig ausdauernd und rasch erschöpft**: Sie brauchen immer wieder Ruhepausen; geringste emotionale Ereignisse bringen das seelische und körperliche Gleichgewicht durcheinander − abends, nachts + Erholungsphasen	Phosphorus D12 B

Hinweis: Phosphorus bewährt sich zur unterstützenden Behandlung bei Typ-I-Diabetes von Kindern und Jugendlichen, sofern die Symptomatik zum Mittel passt.

▪ **Ständiges Verlangen zu essen ohne Gewichtszunahme**; starker Durst; **anhaltendes Hitzegefühl**; oft feuchtkalte Hände und Füße; starker Achselschweiß; Neigung zu unreiner Haut mit Entzündungen, die sich abkapseln; Herzklopfen, was als schnell und unregelmäßig empfunden wird; **innere Unruhe**: Sie fühlen sich getrieben, können aus nichtigem Anlass sehr impulsiv und wortgewaltig werden − Fasten; Wärme + Essen; Bewegung; Abkühlung	Jodium D12 B

Hinweis: Wenn Ihre Beschwerden nicht zu den Leitsymptomen der oben genannten Mittel passen, können Sie folgende zwei Mittel jeweils im dreiwöchigen Wechsel über Monate einnehmen:

▪ Erhöhte Blutzuckerwerte; **deutliche Neigung zu Übergewicht**	Datisca cannabina D2 F
▪ Erhöhte Blutzuckerwerte; **oft juckender Hautausschlag und Hitzegefühl am Körper**	Syzygium jambolanum D2 C

Divertikulose, Divertikulitis

! Vor allem bei der Divertikulitis ist ärztliche Hilfe unbedingt erforderlich! Unterstützend können die unter Darmentzündung genannten Mittel angewendet werden. Bei einer Divertikulose trägt die Homöopathie zur geregelten Darmtätigkeit bei; dadurch wird zugleich die Entzündungsneigung abgebaut. Wichtig ist ausreichendes Trinken (kohlensäurefreies Wasser) sowie eine ballaststoffreiche Ernährung.

Bei der Divertikulose bilden sich in der Darmwand Ausstülpungen (Divertikel), sodass der Stuhl nur unzureichend weitertransportiert wird. Es kommt zu starken Blähungen und Völlegefühl mit häufigem Wechsel von Durchfall und Verstopfung.

Verbleibt der Stuhl zu lange in einer Ausstülpung, besteht die Gefahr einer Entzündung. Eine solche Divertikulitis kann sich zu einem lebensbedrohlichen Zustand entwickeln, der sich meist durch heftigste Bauchschmerzen, verbunden mit Fieber, zeigt.

siehe auch Darmentzündung (Seite 36),
Reizdarm-Syndrom (Seite 98)

▪ Sie hatten bereits eine **Divertikulitis, die nur sehr langsam abklang**; die Divertikulose besteht schon längere Zeit, verbunden mit **schwachem Bindegewebe**; Magendrücken; Aufstoßen; Blähungen; meist Verstopfung; entzündetes Zahnfleisch mit Taschenbildung − Kälte + warme Anwendungen	**Silicea D12 B**

Völlegefühl und Aufstoßen

▪ Völlegefühl; häufiges Aufstoßen; Sodbrennen; **heftige, sehr übel riechende Blähungen**; krampfartige oder zusammenschnürende Schmerzen, die in die Brust oder zum Rücken ausstrahlen, mit Atembeschwerden, oft auch **Kreislaufschwäche**; Abneigung gegen Fett, Milch und Fleisch − nach dem Essen; warmer Raum + Aufstoßen; Abgang von Blähungen; Luft	**Carbo vegetabilis D6 F**
▪ **Ständiges, lautes Aufstoßen mit ranzigem oder fauligem Geruch**; zusammenschnürende Schmerzen im Magen und in der Speiseröhre: **Gefühl, als steige eine Kugel vom Magen in den Rachen auf**; aufgetriebener Bauch mit extrem übel riechenden Blähungen; wässrige, schleimige, stinkende Durchfälle, auch abwechselnd mit Verstopfung − Sitzen, Stehen + nach dem Stuhlgang; Bewegung **Bewährt bei:** Beschwerden durch blutzuckersenkende Arzneimittel	**Asa foetida D6 C**

▪ **Starkes Völlegefühl mit kolikartigen Schmerzen;** Überempfindlichkeit des Bauchraums gegen Kleiderdruck oder Berührung; saures Aufstoßen und Sodbrennen; Heißhunger mit **raschem Sättigungsgefühl;** Abneigung gegen Fleisch, Brot und kalte Getränke; **ausgeprägtes Verlangen nach Süßigkeiten** und warmen Speisen (wie Suppe); oft besteht eine Leberbelastung oder -störung – spätnachmittags; Wärme + frische Luft, Kühle **Bewährt bei:** rechtsseitigen Beschwerden	Lycopodium D12 B

Durchblutungsstörungen

Die Ursache für Durchblutungsstörungen ist meist eine Arteriosklerose, bei der sich Ablagerungen (Plaques) in den Blutgefäßen (Arterien) bilden. Besonders gefährdet sind Raucher, Menschen mit starkem Übergewicht und mangelnder Bewegung.
Diese Verengung und zunehmende Starre der Blutgefäße kann zu lebensbedrohlichen Krankheitsbildern führen, je nachdem, welche Gefäße betroffen sind. Dazu zählen vor allem Herzinfarkt und Schlaganfall, auch Apoplex genannt (Seite 110).
Sind die Arterien der Beine betroffen, spricht man von peripheren Durchblutungsstörungen, auch »Schaufenster-Krankheit« genannt: Der Betroffene muss aufgrund starker Schmerzen in den Beinen immer wieder stehen bleiben.
Durchblutungsstörungen an Händen und Fingern sind häufig bedingt durch mangelnde Blutgefäßregulation, beispielsweise durch Stress oder Kälte: Finger und Hände schmerzen und zeigen eine weiß-bläuliche Verfärbung (Raynaud-Syndrom).

▪ **Stechende Schmerzen in den Beinen nach kurzer Wegstrecke zwingen zum häufigen Stehenbleiben;** Kribbeln in den Beinen; **Engegefühl im Brustbereich, insbesondere durch körperliche Anstrengung;** Magendrücken mit Aufstoßen, was die Herzenge verstärkt – Kälte; Anstrengung + Ruhepausen	Espeletia grandiflora D6 C

▪ **Kribbeln, Kältegefühl und Muskelkrämpfe an Händen und Füßen,** auch mit lähmungsartiger Schwäche; **Kreislaufstörung** mit Sehstörungen, Ohrensausen, Schwindel und Erbrechen − geringste Anstrengung, Bewegung + frische Luft; Ruhe	**Tabacum D6 C**
▪ **Taubheitsgefühl, Missempfindungen wie Kribbeln und Brennen bis zu schmerzhaftem Empfinden: wie von Nadeln gestochen; weißlich-bläuliche Verfärbung der Haut,** Kältegefühl; Hände und Füße fühlen sich meist eiskalt an − Bewegung; Berührung + Ruhe	**Secale cornutum D6 C**
▪ **Gefühl, sich nicht orientieren zu können: wie verwirrt;** erhöhter Blutdruck ohne Beschwerden oder mit hämmernden Kopfschmerzen, Ohrensausen und Schwindel; **Neigung zu Herzbeschwerden mit unregelmäßigem Puls;** schmerzende Muskeln; steife Glieder und Gelenke infolge von Abnutzung − Kälte, Sturm; Liegen + im Freien	**Viscum album D6 C**

Eierstockzyste (Ovarialzyste)

Abhängig von der Periode bildet sich an den Eierstöcken ein Bläschen, das ein Ei enthält, welches jedoch nicht platzt. Ursache ist meist eine hormonelle Störung, beispielsweise in den Wechseljahren.

▪ Die Zysten entwickeln sich meist **am rechten Eierstock;** sie können mit ziehenden, oft auch **stechenden Schmerzen** einhergehen − Wärme + an der frischen Luft; Bewegung	**Apis D6 C**
▪ Die Zyste ist überwiegend **am linken Eierstock; gelb-grünlicher Ausfluss** bei allgemeiner Neigung zu Harnwegs- und Atemwegsinfekten − Kälte, Nässe + Wärme, trockenes Wetter	**Thuja D12 B**

▪ Die Zysten treten **an beiden Eierstöcken** auf; oft Zufallsbefund, da **beschwerdefrei**; wiederkehrende, schmerzhafte Entzündungen im Genitalbereich mit Ausfluss − nachts + Wärme	Aurum jodatum D12 B

Ekzem → Hautausschlag (Seite 61)

Endometriose

Aus bislang ungeklärten Gründen siedelt sich die Gebärmutterschleimhaut außerhalb der Gebärmutter an ganz unterschiedlichen Stellen an und unterliegt dem weiblichen Zyklus, sodass stark schmerzhafte Periodenblutungen sowie kolikartige Bauchschmerzen auftreten.

Hinweis: Die unten stehenden Mittel werden vom 14. Zyklustag bis zum Abklingen der Periodenblutung eingenommen und können auch unterstützend zur schulmedizinischen Hormontherapie angewendet werden.

▪ **Krampfartige Unterleibsschmerzen,** beginnend oft vor Eintritt der Blutung; quälende Schmerzen **mit Übelkeit und Brechreiz; Zusammenkrümmen bessert;** Nachlassen der Schmerzen mit zunehmender Periodenblutung − Bewegung; Essen; Ärger + Wärme	Colocynthis D6 C
▪ **Gereizt, unleidig, unwirsch und sehr schmerzempfindlich** in der zweiten Zyklushälfte; **wehenartige Schmerzen unmittelbar vor und während der Periodenblutung;** schweißiges Gesicht vor Schmerzen; aufgetriebener Bauch; **übel riechende Blähungen und Durchfall** − nachts; Aufregung + warme Auflagen **Bewährt bei:** überempfindlichen, temperamentvollen Frauen, die äußerst gereizt reagieren	Chamomilla D6 C

▪ Meist **verspätete Periodenblutung**; im Vorfeld **krampfartige, vom Rücken bis zu den Oberschenkeln ausstrahlende Schmerzen**; oft Übelkeit und Durchfall – Wärme + Bewegung; im Freien	**Viburnum opulus** **D4 C**

Fettstoffwechselstörung, erhöhte Cholesterinwerte

Zu hohe Blutfett- und Cholesterinwerte stellen eine Gefahr für die Blutgefäße dar. In der Folge kommt es zu Ablagerungen in den Gefäßen (Plaques), was zu einer Arteriosklerose führt (Seite 47).
Falsche Ernährung, mangelnde Bewegung, Alkohol und Nikotin verstärken das Arteriosklerose-Risiko.

Hinweis: Schulmedizinisch werden in der Regel Cholesterinsenker verordnet. Homöopathische Mittel wie **Acidum sarcolacticum** können zusätzlich angewendet werden, beispielsweise um die Medikamentendosis zu reduzieren.

▪ Übergewicht und Stoffwechselstörung; Verlangen nach Süßspeisen und Alkohol, die nicht vertragen werden; **unangenehmer Mund- und Körpergeruch; übel riechender Schweiß;** nächtliches Schwitzen; **Neigung zu unreiner Haut** mit vielen kleinen Entzündungen und Warzen, **oft mit starkem Juckreiz**; wechselhafter Stuhlgang mit Blähungen; **Hitzegefühl,** vor allem an den Füßen; das Allgemeinbefinden verschlechtert sich am späten Vormittag und abends; Heißhunger gegen 11 Uhr – morgens; (Bett-)Wärme + Abkühlung	**Sulfur** **D12 A**

Hinweis: Da Sulfur die Selbstheilungskräfte anregt, kann es zunächst drei Wochen lang eingenommen werden, um dann zu einem der anderen genannten Mittel zu wechseln.
Sollten sich die Beschwerden zunächst verschlimmern – insbesondere im Bereich der Haut –, das Mittel absetzen.

▪ **Erhöhte Cholesterin-, Leber- und oft auch Harnsäurewerte; weißlich belegte Zunge;** Völlegefühl; **Druck im Oberbauch sowie Blähungen;** mitunter Schmerzen in den Gelenken	Adlumia fungosa D3 C

Hinweis: Das Mittel muss viele Monate eingenommen werden, um den Stoffwechsel zu regulieren: Jeweils nach dreiwöchiger Einnahme kann es im Wechsel mit **Cholesterinum** genommen werden, falls die individuelle Symptomatik passt.

▪ Erhöhte Cholesterin- und Fettstoffwechselwerte; oft auch Leber- und Gallebeschwerden mit **Aufstoßen und Übelkeit; Brennen unterhalb des rechten Rippenbogens** − Erschütterung + in Ruhe	Cholesterinum D12 B

Hinweis: Das Mittel kann auch im dreiwöchigen Wechsel mit **Adlumia fungosa** eingenommen werden, falls erforderlich.

▪ **Schwächegefühl in den Muskeln, die bei der geringsten Anstrengung schmerzen;** Gefühl wie bei Muskelkater: zerschlagen und schlapp; **Sodbrennen mit saurem Aufstoßen und Magendrücken,** häufig Blähungen; Folge von Cholesterinsenkern (»Statine«) − Bewegung; Berührung + in Ruhe	Acidum sarcolacticum D12 B

Fibromyalgie

! Da es sich bei der Fibromyalgie um eine schwere chronische Erkrankung handelt, sollte bei Verdacht (Schmerzen am ganzen Körper) unbedingt ein Fachmann aufgesucht werden.

Die Fibromyalgie ist gekennzeichnet durch stark druckempfindliche Schmerzen an Sehnenansätzen und Muskeln. Typisch sind auch Müdigkeit, Niedergeschlagenheit und mangelnde Leistungsfähigkeit. Daneben können Verdauungsbeschwerden wie anhaltende Übelkeit und Brechreiz auftreten. Die eigentliche Ursache ist nicht bekannt, wobei Stress die Beschwerden spürbar verstärkt. Die Mittelwahl erfolgt nach denjenigen Beschwerden, die Sie am meisten belasten.

▪ **Starke Schmerzen an Sehnen und Sehnenansätzen** (Trigger-Points) mit Ausstrahlung in Muskeln oder Gelenke; **auffallende Schmerzzunahme bei Bewegungsbeginn**; unruhig mit **Verlangen, sich ständig zu bewegen** − feuchtkaltes Wetter; Überanstrengung + Wärme; fortgesetzte Bewegung	**Rhus toxicodendron D12 B**
▪ **Von der Halswirbelsäule und dem Nackenbereich ausgehende Schmerzen mit Ausstrahlung in die Schulter und in den gesamten Arm**; schmerzhafte Hand- und Fingergelenke: wie steif und geschwollen; **Schmerzen wie elektrische Schläge**; Schwindel; Herzbeschwerden mit Druckgefühl in der Brust; **starke Hitzewallungen trotz anhaltendem Frieren**; Unverträglichkeit von Kälte; bedrückte Stimmung: Sie fühlen sich niedergeschlagen und verzweifelt; ausgeprägte **Redseligkeit** und Mitteilungsbedürfnis; **sehr erregt und gereizt**; Träume von drohendem Unheil − Feuchtigkeit, Kälte + Wärme **Bewährt bei:** Fibromyalgie in den Wechseljahren	**Cimicifuga D12 B**
▪ **Die gesamte Muskulatur ist schmerzhaft verspannt**, auch Nervenschmerzen; **Spannungskopfschmerzen mit druckschmerzhaftem Nacken- und Schulterbereich**; brettharte Muskeln: Sie können sich im Bett kaum umdrehen vor Schmerzen; hoher Verbrauch allopathischer Schmerzmittel; **ausgeprägtes Verlangen nach Genussmitteln** (Nikotin, Kaffee, Alkohol); Beschwerden durch emotionale Belastung wie Stress; starke innere Anspannung; Überforderung; **gehetzte Lebensweise**; völlig überarbeitet; ausgeprägtes Konkurrenzdenken; **Arbeitswut: Sie sind ein Workaholic** − nach dem Essen; morgens; Kälte + Wärme **Bewährt bei:** Fibromyalgie, die schulmedizinisch mit Psychopharmaka behandelt wird	**Nux vomica D12 B**

▪ **Schwächegefühl in den Muskeln, die bei geringster Anstrengung schmerzen;** häufig auch Empfinden wie bei Muskelkater: zerschlagen und schlapp; **Sodbrennen mit saurem Aufstoßen und Magendrücken;** Blähungen – Bewegung; Berührung + in Ruhe	Acidum sarcolacticum D12 B

Fruktoseintoleranz

→ Allergien, Unverträglichkeiten (Seite 20)

Gebärmuttersenkung

Senkungsbeschwerden treten häufig nach einer Entbindung auf und deuten auf eine Bindegewebsschwäche hin. Beckenbodenmuskulatur und bindegewebige Haltebänder der Gebärmutter sind geschwächt. Durch häufiges schweres Heben und Tragen kann es mit zunehmendem Alter zu einer Gebärmuttersenkung oder sogar zum Gebärmuttervorfall kommen. Letzterer wird in aller Regel operativ behandelt.

▪ **Druckgefühl im Unterbauch; nach unten ziehende Schmerzen, die bis in die Oberschenkel ausstrahlen;** tief sitzende Rückenschmerzen, als bräche das Kreuz; die Gebärmutter kann vergrößert sein; Neigung zu klopfenden Schmerzen im Hinterkopf mit dem Gefühl einer heißen Stelle am Kopf – nachmittags, nachts + Schonung	Fraxinus americanus D6 C
▪ **Senkungsbeschwerden nach schwächender Entbindung:** Sie erholen sich nur allmählich; **Bindegewebsschwäche in zunehmendem Lebensalter;** Druckgefühl im Unterleib; bei starkem Harndrang können Sie den Urin nicht lange halten; häufige Verstopfung, die die Senkungsbeschwerden verstärkt; starke und schmerzhafte Periodenblutung; weißlicher, fadenziehender Ausfluss (Leukorrhoe)	Aletris farinosa D6 C

▪ **Mangelnde Bindegewebsfestigkeit;** eher **weibliche Formen;** nach der Entbindung zunehmende Senkungsbeschwerden; Wirbelsäulenbeschwerden; Neigung zu **Venenschwäche;** schmerzhafte, auch geschwollene Beine; **frühzeitige Krampfadern;** rissige spröde Nägel; **Haarausfall;** dünner Haarwuchs − feucht-heißes Wetter + Wärme	**Calcium fluoratum D12 B**

Hinweis: Das Mittel kann auch im dreiwöchigen Wechsel mit einem der anderen Mittel angewendet werden, je nach individuellem Beschwerdebild.

▪ Nach Entbindung oder Gebärmutterentfernung sowie wegen allgemeiner Bindegewebsschwäche; **vermehrter Harndrang in Stresssituationen; unwillkürlicher Harnabgang beim Joggen oder Husten;** Neigung zu **Harnblasenentzündungen und Ausfluss;** oft gereizte Stimmung: Alles ist Ihnen zu viel − Kälte, Nässe, Wetterwechsel + körperliche Bewegung	**Sepia D12 B**

Gewichtsprobleme (Fasten)

Zur Unterstützung beim Abnehmen oder Fasten kann die Homöopathie zusammen mit einem gezielten Ernährungsprogramm sinnvoll eingesetzt werden. Sie dient dabei auch zur Entschlackung und Entgiftung, um körpereigene Regulationsvorgänge zu unterstützen und die Ausscheidungsfunktionen anzuregen (siehe: metabolisches Syndrom, Seite 86)

▪ Übergewicht; Stoffwechselstörung; **unangenehmer Körpergeruch;** übel riechender Schweiß; **Neigung zu unreiner Haut,** oft mit starkem Juckreiz; wechselhafter Stuhlgang mit Blähungen; Stuhl und Urin riechen penetrant; **Hitzegefühl, vor allem an den Füßen** − morgens; (Bett-)Wärme + Abkühlung	**Sulfur D12 A**

Hinweis: Um das Stoffwechselgeschehen anzukurbeln und die Eigenregulation anzuregen, empfiehlt sich vor Beginn des Fastens eine etwa zehntägige Anwendung von Sulfur. Ansonsten kann das Mittel auch längerfristig eingenommen werden. Sollten sich die Beschwerden zunächst verschlimmern – insbesondere im Bereich der Haut –, das Mittel absetzen.

▪ **Neigung zur Bildung von Grieß oder Steinen in Nieren und Gallenblase** mit Übelkeit, Bauchschmerzen und wechselndem Stuhlgang (Verstopfung oder Durchfall); anhaltende Rückenschmerzen mit Schwäche und Zerschlagenheitsgefühl in der Nierenregion − Bewegung; Erschütterung + Ausscheidungen und Absonderungen	**Berberis vulgaris** **D6 C**

Hinweis: Bewährtes Mittel zum Entschlacken während des Fastens und bei Maßnahmen der Gewichtsreduktion, zumal es auch den Säure-Basen-Haushalt regulieren hilft (siehe auch Solidago).

▪ **Wiederkehrende Probleme mit zu geringer Urinausscheidung von dunklem Urin**; kaum Harndrang; Neigung zu Harnwegsinfekten und zu Grieß- und Steinbildung der Nieren; drückende Schmerzen in der Nierenregion − häufige Mahlzeiten + viel Trinken **Bewährt bei:** mangelhafter Nierenfunktion	**Solidago** **D3 C**

Hinweis: Das Mittel regt die Ausscheidungsfunktion von Nieren und Harnwegen an. Eine Kombination mit **Berberis vulgaris** (oben) ist sinnvoll, wobei die beiden Mittel zeitversetzt eingenommen werden sollten.

▪ Neigung zu Übergewicht und Stoffwechselstörungen; **hastiges Essen großer Mengen**; Völlerei; Völlegefühl und Übelkeit, oft auch Brechreiz und Erbrechen, ohne dass sich die Beschwerden bessern; **auffallend dick-weiß belegte Zunge**; launisch bis mürrisch − saure Speisen, Wein + Ruhe; frische Luft	**Antimonium crudum (Stibium sulfuratum nigrum)** **D12 B**

Gicht, erhöhte Harnsäurewerte

Bei der Gicht handelt es sich um eine akut schmerzhafte Gelenkentzündung, vor allem des Großzehengrundgelenks, denn dort lagern sich die Harnsäurekristalle am ehesten ab.
Erhöhte Harnsäurewerte können zwar genetisch bedingt sein, meist sind sie jedoch die Folge einer ungesunden Ernährungsweise mit einem hohen Anteil purinhaltiger Nahrungsmittel (Fleisch, Alkohol). Möglich wären auch eine eingeschränkte Nierenfunktion und eine zu geringe Flüssigkeitszufuhr. Beim Fasten steigt ebenfalls der Harnsäurespiegel, weshalb eine ärztliche Unterstützung sinnvoll ist.

Hinweis: Neben der Ernährungsumstellung und ausreichendem Trinken vor allem von stillem Wasser, kann die Homöopathie dazu beitragen, die Stoffwechselfunktion zu regulieren.

▪ **Die Entzündung beginnt oft mit Gelenkschmerzen in den Füßen und befällt dann die Finger;** brennendes Gefühl; **das Gelenk ist heiß und geschwollen, es schmerzt beim Bewegen;** typische **Gichtknoten** an den Gelenken, die auf Druck schmerzhaft reagieren − Wärme; Bewegung + kaltes Wasser	**Ledum D6 C**
▪ Neigung zu **Grieß oder Steinen in Nieren und Gallenblase;** Übelkeit, Bauchschmerzen und wechselnder Stuhlgang (Verstopfung oder Durchfall); anhaltende Rückenschmerzen im Nierenbereich mit Schwäche und Zerschlagenheitsgefühl; die Schmerzen wechseln schnell Ort und Charakter − Bewegung; Erschütterung + durch Ausscheidungen und Absonderungen	**Berberis vulgaris D6 C**
▪ **Erhöhte Harnsäurewerte;** Gichtanfälle in der Vergangenheit; **schmerzhafte Gelenke**	**Perilla ocymoides D3 C**

Hinweis: Das Mittel muss langfristig eingenommen werden, um den Stoffwechsel zu regulieren. Nach dreiwöchiger Einnahme eine einwöchige Pause einlegen.

▪ **Erhöhte Harnsäure-, Cholesterin- und eventuell Leberwerte**; Völlegefühl, Druck im Oberbauch sowie Blähungen; weißlich belegte Zunge; auch Schmerzen in den Gelenken	**Adlumia fungosa D3 C**

Hinweis: Das Mittel muss langfristig genommen werden, um den Stoffwechsel zu regulieren. Nach dreiwöchiger Einnahme eine einwöchige Pause einlegen.

Hämorrhoiden

! Eine ärztliche Untersuchung ist zwingend erforderlich. Darüber hinaus sollten Sie viel trinken und regelmäßig Obst und Gemüse zu sich nehmen. Das passende homöopathische Mittel trägt ebenfalls zur Linderung der Beschwerden bei.

Die knotenartigen Verdickungen der Venen am After werden als Hämorrhoiden bezeichnet. Vergleichbar den Krampfadern (Seite 71) sind Bindegewebsschwäche sowie sitzende Tätigkeiten und Stuhlverstopfung die wesentlichsten Ursachen, wobei sich das Pressen beim Stuhlgang besonders ungünstig auswirkt. Auch infolge von Schwangerschaft und Geburt können Hämorrhoiden auftreten.

▪ **Neigung zu Hämorrhoiden, die jucken und stechen; erfolgloser anhaltender Stuhldrang;** Sie nehmen sich keine Zeit für den Toilettengang; morgendliche Übelkeit mit Brechreiz; hoher Verbrauch allopathischer Arzneimittel (Schmerz- oder Abführmittel); ausgeprägtes **Verlangen nach Genussmitteln** (Nikotin, Kaffee, Alkohol); Beschwerden als Folge emotionaler Belastung (Stress, starke innere Anspannung); überfordert und überarbeitet; **gehetzte Lebensweise**; Workaholic − nach dem Essen; morgens; Kälte + Wärme **Bewährt bei:** nervösen, reizbaren Menschen, die einer sitzenden Tätigkeit mit viel Kopfarbeit nachgehen und die ständig unter Strom stehen – nicht abschalten können	**Nux vomica D6 C**

▪ Gefühl wie von einem Fremdkörper im After; **splitterartige Schmerzen im Enddarmbereich, die mitunter bis in den Rücken ausstrahlen;** Brennen im Anus; Verstopfungsneigung, bedingt durch Schwangerschaft oder hormonelle Umstellung in den Wechseljahren; die Hämorrhoiden treten schmerzhaft hervor und können bluten; Schweregefühl in den Beinen; stark hervortretende, schmerzhafte Krampfadern; anhaltende Kreuzschmerzen, die in die gesamte Wirbelsäule und in die Beine ausstrahlen können − morgens; mangelnde Bewegung + frische Luft	**Aesculus D6 C**

Hinweis: bewährtes und hoch wirksames Mittel bei Hämorrhoiden und Krampfadern – auch in der Pflanzenheilkunde

▪ **Hartnäckiger Stuhlgang mit knolligem, trockenem Stuhl**; stechende Schmerzen; **brennendes und juckendes Gefühl am After**; blutende Hämorrhoiden; unregelmäßiger, wechselnder Stuhlgang mit Durchfall und krampfartigen Bauchschmerzen; **schwangerschaftsbedingte Verdauungsbeschwerden** − Kälte + heiße Anwendungen	**Collinsonia D6 C**
▪ **Juckreiz und Nässen am After**; Hautausschlag; **angeschwollene, entzündete Hämorrhoiden**; Brennschmerz während und nach dem Stuhlgang; **Neigung zu bräunlichem, breiigem, übel riechendem Stuhl, gefolgt von Schwächegefühl im Bauchraum** − Berührung; Stuhlgang	**Paeonia D6 C**

Harninkontinenz (Blasenschwäche)

Unfreiwilliger Harnabgang betrifft Frauen und Männer gleichermaßen. Ursachen können Operationen (Entfernung der Gebärmutter oder Prostata), Geburt, schwaches Bindegewebe, Wechseljahre oder Stress (Stress- oder Belastungsinkontinenz) sein.

Beim Husten, Niesen, Lachen, Heben oder Hüpfen geht Urin ab, oft nur wenige Tropfen. Die Dranginkontinenz macht sich durch rasch zunehmenden Druck in der Blase bemerkbar, sodass die Toilette oft kaum erreicht wird. Es gibt auch Mischformen (siehe Reizblase, Seite 97).

Allgemein bewährt

▪ **Gefühl einer vollen Harnblase,** wobei auch **nach der Entleerung keine Erleichterung** eintritt; das Wasserlassen geht häufig einher mit **brennenden Schmerzen;** unfreiwilliger Urinabgang, der trotz entleerter Blase nicht gehalten werden kann; Schmerzen in der Nierengegend − Kälte; langes Sitzen + Hinlegen; Wärme **Bewährt bei:** nächtlichem Einnässen von Kindern ohne seelischen Hintergrund	**Equisetum** **D6 C**
▪ **Senkungsbeschwerden nach Entbindung oder Gebärmutterentfernung** sowie wegen allgemeiner **Bindegewebsschwäche;** vermehrter Harndrang in Stresssituationen; unfreiwilliger Urinabgang beim Joggen oder Husten; **Neigung zu Harnblasenentzündungen und Ausfluss;** oft gereizte Stimmung: Alles ist Ihnen zu viel, Sie würden am liebsten abhauen − Kälte, Nässe, Wetterwechsel + körperliche Bewegung	**Sepia** **D12 B**

Hinweis: Sepia hilft Frauen, die sich gedrängt fühlen, Dinge zu tun, die sie nicht wollen.

▪ **Häufiger Harndrang, verstärkt durch seelische Ereignisse** (Kummer, Mitleid); unfreiwilliger Urinabgang **oft nur weniger Tropfen** bei körperlicher Belastung (Heben und Tragen) sowie bei Erschütterungen (Husten, Lachen und Joggen); Blasenschwäche infolge Entbindung oder Operation; oft gedrückte, kummervolle Stimmung; Sie sind übersensibel − Kälte, Zugluft + Wärme	**Causticum** **D12 B**

Beim Mann

▪ **Nachträufeln wegen vergrößerter Prostata oder nach Prostata-Operation; spontaner Urinabgang beim älteren Mann**; schwacher, unterbrochener Harnstrahl bei häufigem nächtlichen Wasserlassen; Sie ziehen sich immer mehr zurück, schotten sich ab, verfallen ins Grübeln; **teilnahmslos**, nichts interessiert mehr; Angst vor dem Alleinsein − Kälte; nachts; Anstrengung + Wärme **Bewährt bei:** altersbedingtem Prostataleiden	**Conium maculatum D6 C**

Harnwegsinfekte

! Wenn der Harnwegsinfekt mit Rückenschmerzen im Nierenbereich und Fieber einhergeht, bitte unbedingt ärztliche Hilfe in Anspruch nehmen, da Verdacht auf eine Nierenbeckenentzündung besteht, die sich nicht zur Selbstbehandlung eignet.

Wiederkehrende Blasenentzündungen sowie Harnwegsinfekte, bei denen auch das Nierenbecken entzündet ist, haben verschiedene Ursachen. Meist handelt es sich um Bakterien, insbesondere um Escherichia coli (Darmbakterien). Anatomisch bedingt treten Harnblasenentzündungen bei Frauen häufiger auf; durch die hormonellen Veränderungen in den Wechseljahren haben viele Frauen eine trockene Vaginalschleimhaut, was die Entzündungsneigung verstärkt.
Beim Mann kommt es mit zunehmender Vergrößerung der Prostata (Vorsteherdrüse) oft zu Prostata-Entzündungen (Prostatitis), was Harnwegsinfekte ebenfalls begünstigt. Durch derartige Abflussstörungen des Urins bildet sich häufig Restharn, der Infektionen ebenfalls fördert (siehe Prostataleiden, Seite 95 sowie Reizblase, Seite 97).

▪ **Abklingender Harnwegsinfekt**; vermehrter oder verminderter Harndrang; Druckschmerz im Nierenbereich; mehrere Harnwegsinfekte innerhalb kurzer Zeit − häufige Mahlzeiten + Wärme	**Solidago D3 C**

▪ **Brennende, stechende oder splitterartige Schmerzen während des Wasserlassens, gefolgt von anhaltendem Wundheitsgefühl;** dunkler, übel riechender, auch blutiger Urin; oft drückende Schmerzen in der Nierengegend; Neigung zu Grieß- und Steinbildung, oft im Zusammenhang mit erhöhten Harnsäurewerten (Hinweis auf Gicht) ⊟ Kälte ⊞ Wärme im Nieren- und Blasenbereich	**Fabiana imbricata D6 C**
▪ **Stechende Schmerzen im Nierenbereich mit Ausstrahlung zur Blase, in die Leistengegend oder in die Oberschenkel;** die Schmerzen wechseln schnell den Ort; starker Harndrang; brennende, schießende, stechende und schneidende Schmerzen beim Wasserlassen; **Urin mit ziegelrotem Satz;** rheumatische Schmerzen mit Steifigkeits- und Zerschlagenheitsgefühl bei allgemeiner Schwäche ⊟ Druck; Bewegung; Erschütterung ⊞ Absonderungen (Schweiß, Urin) **Bewährt bei:** Ausschwemmung von Nierengrieß sowie zur Entschlackung von Giftstoffen	**Berberis vulgaris D6 C**
▪ **Brennende Schmerzen beim Wasserlassen,** oft auch ziehende Schmerzen in der Nierengegend; **auffallender Uringeruch, oft wie Veilchen;** mitunter Spuren von Blut und Eiweiß im Urin; unregelmäßiger Stuhlgang mit aufgeblähtem Bauch; **glänzend rote Zunge;** oft blasses Aussehen und Schwächegefühl ⊟ Kälte ⊞ Wärme	**Terebinthina D6 C**

Hautausschlag (Ekzem)

Hautausschläge können unterschiedlichste Ursachen haben oder Ausdruck bestimmter Hauterkrankungen sein (siehe Seite 62).
Ein Ausschlag oder Ekzem steht oftmals mit Erkrankungen der Verdauungsorgane wie Leber oder Darm in Zusammenhang. Vielfach

bleibt die eigentliche Ursache unklar, zumal emotionale Ereignisse sich auf der Haut widerspiegeln. Nicht umsonst wird die Haut als »Spiegel der Seele« bezeichnet.

Hinweis: Zusätzlich zur Homöopathie ist es wichtig, ausreichend zu trinken und auf regelmäßige Verdauung zu achten. Eine äußerliche Behandlung hat nur unterstützende Funktion, wobei sich das Präparat am Hautbild orientiert:
› stark juckende, entzündliche Hauterkrankungen und Ausschläge: **Cardiospermum** (enthalten in Halicar-Creme® und -Salbe®);
› sehr schuppende, trockene, rissige Hauterkrankung: **Mahonia aquifolium** (enthalten in Rubisan-Creme® und -Salbe®).

siehe auch Akne (Seite 17), Allergie (Seite 20), Knötchenflechte (Seite 68), Rosacea, Couperose (Seite 101), Schuppenflechte (Seite 112)

▪ Hauterkrankung **ohne deutliche Ursache**	Okoubaka D3 C
▪ **An der Stirn-Haar-Grenze sowie im Nasen- und Kinnbereich ist die Haut fettig, unrein, neigt zu Entzündungen;** sonst **eher trockene und schuppende Haut;** Ausschlag vor allem in Gelenkbeugen, Kniekehlen, an Ohr und Hals; **anhaltend trockene, rissige Lippen;** Herpes durch intensive Sonnenbestrahlung (Meer, Gebirge); psychosomatische Reaktion der Haut auf **ständige Kummersituationen** − morgens + frische Luft **Bewährt bei:** »Mallorca-Akne«	Natrium chloratum D12 B

Bläschenausschlag

▪ **Bläschenartiger Hautausschlag;** nässend oder trocken; **extrem juckend; meist an oder zwischen den Fingern,** oft auch an der Handinnenfläche oder auf dem Handrücken − Kratzen + in Ruhe	Anagallis D12 E

▪ **Flächenhaft gerötete Haut, die juckt und brennt**; immer wieder auftretende **Bläschen und kleine Entzündungen**, die platzen und verkrusten, danach starker Juckreiz; Neigung zu wiederkehrenden Infekten mit Schnupfen und Halsweh, dadurch schmerzhafte Lymphdrüsenschwellung; sehr kälteempfindlich − kaltes Waschen + frische Luft	**Clematis erecta** **D6 C**

Neurodermitis

▪ Hautausschlag mit **gelblicher, sehr übel riechender Absonderung: klebrig, juckend und Krusten bildend**; auch trockene Haut; Verdickungen und Verhärtungen; Neigung zu wulstiger Narbenbildung (Keloid); rissige Nägel, verfärbt durch Pilzbefall; gestörter Blutzucker- und Fettstoffwechsel; Verdauungsschwäche mit krampfartigen Magenschmerzen; übel riechende Blähungen; meist **hartnäckige Verstopfung mit knotigem Stuhl**; Hämorrhoiden − nach dem Schlaf, morgens + frische Luft **Bewährt bei:** Ekzemen mit honigartigen Absonderungen	**Graphites** **D12 B**
▪ **Blutig gekratzte, rissig-schrundige oder nässende, übel riechende Hautausschläge**, auch an Haut-Schleimhaut-Übergängen (Augen, Nase, Mund, After); Einrisse an den Ohrläppchen; rissige Hände, eingerissene Fingerkuppen; tiefe, schmerzhafte Schrunden an den Fersen; Aufregung und Ärger können die Hautprobleme verstärken; gedrückte Stimmung − Kälte, Winter + Wärme, trockenes Wetter	**Petroleum** **D12 B**

Helicobacter-pylori-Befall → Magenkrankheiten (Seite 81)

Herz-Kreislauf-Erkrankungen

! Akut auftretende, ungewöhnliche Herzbeschwerden müssen umgehend ärztlich abgeklärt werden! Sowohl beim Infarkt als auch beim Schlaganfall muss schnell gehandelt werden – jede Minute zählt!

Herz-Kreislauf-Erkrankungen können unterschiedlichste Ursachen haben, aber auch mit Erkrankungen der Wirbelsäule oder dem Magen-Darm-Trakt zusammenhängen. Zwei dramatische Herz-Kreislauf-Erkrankungen sind der Herzinfarkt und der Schlaganfall – beide müssen vorrangig schulmedizinisch behandelt werden. In der Nachsorge (Rehabilitation) kann die Homöopathie unterstützend eingesetzt werden.

siehe auch Bluthochdruck (Seite 31),
Schlaganfall (Seite 110)

Herzinfarkt (Nachsorge)

Nach Abschluss der Akutbehandlung erfolgt die Rehabilitation (Kur), bei welcher der Patient mit gesundheitsfördernden Maßnahmen (Ernährung, Bewegung) vertraut gemacht wird; längerfristig empfiehlt sich die Teilnahme an einer Koronarsport-Gruppe unter ärztlicher Anleitung. Das passende homöopathische Mittel unterstützt und stabilisiert den Heilungsverlauf und trägt somit zur Gesundung bei.

▪ **Rötliches, aufgedunsen wirkendes Gesicht, durchzogen mit sichtbar bläulichen Blutgefäßen;** Blutandrang zum Kopf mit Hitzegefühl; drückende Herzschmerzen mit Beklemmungsgefühl; **starkes Herzklopfen;** Neigung zu Übergewicht und ausgeprägter Muskulatur; Kopfschmerzen; Schwindel; Ohrensausen; Nasenbluten, **Abneigung gegen jegliche Behandlung: schickt den Arzt weg** – Berührung; Bewegung + Ruhe **Bewährt bei:** geschwächtem Herzmuskel	Arnica D12 **B**

Hinweis: Hilfreiches Mittel zur Nachbehandlung eines Herzinfarkts oder Schlaganfalls; nach dreiwöchiger Einnahme kann je nach Beschwerden auf ein anderes Mittel gewechselt werden.

▪ **Immer wieder Druckgefühl und Enge im Brustbereich;** Angina pectoris; ziehende Schmerzen; verstärktes Herzklopfen; **Atemnot durch jegliche körperliche Anstrengung** ▬ Wetterumschwung ✚ Ruhe **Bewährt bei:** unterstützender Behandlung bei einem Koronar-Stent	Myrtillocactus D2 **F**
▪ **Anfallsweise stechende Herzschmerzen;** Gefühl der Herzenge; erschwertes Atmen; **in den Arm ausstrahlende Schmerzen mit Kribbeln in den Fingern;** Kältegefühl der oft weiß-rot gefleckten Haut; **kreislaufbedingte Schwäche;** starke Angstgefühle ▬ geringste Bewegung; Schlafmangel ✚ Ruhe	Latrodectus mactans D12 **B**
▪ **Krampfartige, auch stechende Herzschmerzen,** häufig nachts; **in den linken Arm, die Schulter und den Nacken ausstrahlende Schmerzen;** starkes Herzklopfen mit Beklemmungsgefühl in der Brust; unregelmäßiger Pulsschlag; Hustenanfälle mit schleimigem Auswurf; eingeschränkte Leistungsfähigkeit mit großer Angst, auch **Todesfurcht** ▬ Bewegung; Anstrengung; Wetterumschwung ✚ frische Luft **Bewährt bei:** Herzhusten	Naja D12 **B**

H

Herzkranzgefäßerkrankung, Angina pectoris

Bei einer koronaren Herzkrankheit verengen sich die Herzkranzgefäße. Häufigste Ursachen sind Ablagerungen in den Blutgefäßen (Plaques), aber auch Stress. Dies führt zu verminderter Durchblutung, wodurch der Herzmuskel zu wenig Sauerstoff bekommt. Die Folge sind Druck und Engegefühl in der Brust (Angina pectoris) mit der Gefahr eines Herzinfarkts. Bei bereits erfolgten Angina-pectoris-Anfällen kann die Homöopathie entscheidend dazu beitragen, dass es nicht erneut zu akuten Anfällen kommt; man spricht dann von einer stabilen Angina pectoris. Schulmedizinisch wird häufig eine operative Erweiterung der Herzkranzgefäße (Koronar-Stent) durchgeführt.

▪ **Schnelles Ermüden**; rasch sich einstellende **Atemnot**; Herzjagen und starkes Schwitzen bei Bewegung und Belastung; **angeschwollene Beine und Augenlider**; Kreuzschmerzen − zwischen 3 und 5 Uhr nachts; Kälte + Wärme	Kalium carbonicum D12 **B**
▪ **Anfallsweise auftretende, stechende Herzschmerzen,** oft mit Herzenge und erschwertem Atmen; bis in den Arm ausstrahlende Schmerzen, auch mit Kribbeln in den Fingern; **Kältegefühl der weiß-rot gefleckten Haut**; ausgeprägtes **Angstgefühl** − geringste Bewegung; Schlafmangel + Ruhe **Bewährt bei:** Angina pectoris mit Ruhelosigkeit	Latrodectus mactans D12 **B**
▪ **Krampfartige Herzschmerzen**; Wundheitsgefühl in der Brust; in den linken Arm ausstrahlende Schmerzen; Bandgefühl um die Brust; Arteriosklerose; **Blutandrang zum Kopf mit Schwindel**; beschleunigter Pulsschlag; **geblähter Bauch mit Völlegefühl** − Liegen auf der linken Seite; Anstrengung + frische Luft	Cactus D6 **C**
▪ **Krampfartige, stechende Herzschmerzen**; Herzklopfen mit Angst und Beklemmungsgefühl in der Brust; unregelmäßiger Puls; **erschwertes Atmen mit schleimigem Husten**; kalte, oft feuchte Haut; Kreislaufschwäche − Wärme; Anstrengung + frische Luft **Bewährt bei:** Altersherz	Laurocerasus D3 **C**
▪ **Herzschmerzen mit starkem Herzklopfen nach Aufregung**; Neigung zu Kreislaufschwäche; **Hitzewallungen; nervös bedingtes Asthma**; Schlaflosigkeit; Nervosität mit starken Stimmungsschwankungen; **Wechseljahresbeschwerden** − Kälte; beim Darandenken + Wärme	Sumbulus D6 **C**

Herzrhythmusstörungen

Häufig werden Herzrhythmusstörungen im Rahmen einer routinemäßigen Herzuntersuchung entdeckt oder aber der unregelmäßige Puls geht mit allgemeinem Unwohlsein und nachlassender Leistungskraft einher und führt die Betroffenen aus diesem Grund zum Arzt. Heutzutage treten Rhythmusstörungen viel häufiger auf als früher. Das gilt vor allem für das Vorhofflimmern oder -flattern. Das Herz und damit der Mensch ist »aus dem Takt geraten«, oft infolge von seelischem Stress und / oder Überarbeitung. Auch können Rhythmusstörungen nach einem Infekt oder einer fieberhaften Erkältung auftreten. Und oft bleibt die eigentliche Ursache im Dunklen.

▪ **Plötzliches Auftreten heftigen Herzklopfens mit Blutdruckerhöhung; panische Angst;** starke innere Unruhe; die Beschwerden schaukeln sich immer mehr auf, verstärken sich nachts und in engen Räumen; negative Erlebnisse tauchen immer wieder vor dem geistigen Auge auf und führen zu Herzbeschwerden – nachts + Schweißausbruch	Aconitum D12 **B**

Hinweis: Die Häufigkeit der Mitteleinnahme richtet sich nach dem individuellen Bedarf.

▪ **Unregelmäßiger, beschleunigter Pulsschlag;** Herzschmerzen; Angst, Zittern und Unruhe; **starkes Schwitzen;** Hämorrhoiden – Wärme; Bewegung + kühle Luft **Bewährt bei:** Herzrhythmusstörungen infolge einer Schilddrüsenüberfunktion	Lycopus virginicus D6 **C**
▪ Heftiges Herzklopfen; **scharfe, drückende oder stechende Herzschmerzen, die in den linken Arm bis zur Hand ausstrahlen;** Beklemmungsgefühl in der Brust; ängstliche Stimmung; Schwächegefühl; rheumatische Schmerzen – Liegen auf der linken Seite; Bewegung; Bücken; Vornüberbeugen + Rückenlage	Kalmia latifolia D6 **C**

▪ **Unregelmäßiger Herzschlag: verlangsamt oder beschleunigt, auch anfallsweise**; Herzklopfen und Herzstolpern; Druckgefühl auf der Brust; erschwertes Atmen; geschwollene Beine (Ödeme); gehäuftes nächtliches Wasserlassen; rasche Ermüdung; wenig Ausdauer **−** im Liegen **+** Ruhe	Spartium scoparium D3 **C**
▪ **Immer wieder heftiges Herzklopfen, oft zu schneller oder zu langsamer Puls; kann auch für einen Schlag aussetzen**; Gefühl, als sei der Puls unregelmäßig; Druckgefühl über dem Brustbereich, wie zusammengeschnürt; Schwindelanfälle; **Schmerzen vom Hinterkopf ausgehend bis in Schläfen und Augen ausstrahlend**; Neigung zu geschwollenen Beinen **−** Kälte; im Liegen **+** körperliche Anstrengung **Bewährt bei:** funktionalen Herzbeschwerden nach fieberhaftem Infekt	Adonis vernalis D6 **C**
▪ **Anfallsweise Herzjagen, vor allem durch emotionale Ereignisse und Vorahnungen (Prüfungsangst)**; Schwindel und Kopfweh; zittriges, unruhiges, hektisches Verhalten; Neigung zu Durchfall und häufigem Wasserlassen durch Aufregung; Magendrücken; Blähungen **−** nachts; Wärme; enge Räume **+** im Freien	Argentum nitricum D12 **B**

Histaminintoleranz

→ Allergien, Unverträglichkeiten (Seite 20)

Knötchenflechte

Bei der Knötchenflechte (Lichen ruber) handelt es sich um entzündete, auch verhärtete Hautstellen, die wie Knötchen aussehen. Sie haben eine rötlich-bläuliche Verfärbung und oft eine weißliche, netzartige Zeichnung an der Oberfläche. Auch die Schleimhäute können befallen sein.

An der Wangenschleimhaut sieht man weißliche, mitunter auch offene Stellen, die sehr schmerzhaft sind. Häufig besteht ein Zusammenhang mit einer anderen Organerkrankung (im Bereich von Leber, Galle, Darm, Niere oder Blase).

▪ **Rötliche, angeschwollene und verhärtete Stellen, die stark jucken**; durch ständiges Kratzen entzündete, nässende Haut; Neigung zu Harnwegsentzündungen mit häufigem Wasserlassen oder zu rheumatischen Muskel- und Gelenkschmerzen − Kälte, Feuchtigkeit + Wärme; Bewegung	**Sarsaparilla D6 C**
▪ **Verdickte Hautstellen wie starke Hornhaut, juckend, oft auch rissig und schrundig**; verdickte Nägel, die sich längs spalten, auch bedingt durch Nagelpilzbefall; Völlegefühl; Sodbrennen und Übelkeit; dick-weiß belegte Zunge; Neigung zu Übergewicht und erhöhten Harnsäurewerten − saure Speisen, Wein + Ruhe; frische Luft	**Antimonium crudum (Stibium sulfuratum nigrum) D12 B**
▪ **Große, abgekapselte Hautentzündungen, meist bläulich verfärbt**; langsame Heilung; Juckreiz; geschwollene Lymphknoten; **unreine, entzündete Haut und Akne**; Neigung zu Verstopfung oder unregelmäßigem Stuhlgang; langwierige Akne; Eiterung − Wärme + frische Luft **Bewährt bei:** hartnäckigen Hautleiden	**Sulfur jodatum D12 B**
▪ **Befall der Mundschleimhaut mit entzündlichen, oft weißlich-blassen Stellen**; Neigung zu **Mundbläschen** (Aphthen); häufige Magenbeschwerden und Leber-Galle-Störungen − Kälte, Wind + Ingangkommen der Ausscheidungen	**Hydrastis D6 C**

Hinweis: Das Mittel stärkt die Abwehrfunktion der Schleimhäute.

Kopfschmerzen

Kopfschmerzen können unterschiedliche Ursachen haben wie Wirbelsäulenbeschwerden, muskuläre Verspannungen, falsche Ernährungs- und Lebensweise sowie Flüssigkeitsmangel und eine chronische Entzündung der Zahnwurzel oder der Nasennebenhöhlen. Die längerfristige Begleitbehandlung mit Homöopathie soll das Auftreten akuter Schmerzzustände reduzieren helfen.

siehe auch Migräne (Seite 88)

▪ **Kopfschmerzen mit Übelkeit und Brechreiz** als Folge von Stress, Anspannung, ungesunder Ernährung oder Schmerzmittelmissbrauch; auch bedingt durch Verdauungsstörungen mit krampfartigen Magenschmerzen und Verstopfung; Spannungskopfschmerzen infolge muskulärer Verspannungen; nächtliches Zähneknirschen − morgens; Kälte + abends; Wärme	Nux vomica D6 C

Hinweis: Das Mittel bewährt sich in D12 bei emotionalen Ursachen (Stress, Anspannung).

▪ **Neigung zu Kopfschmerzen mit Schwindel und Übelkeit infolge einer auch länger zurückliegenden Kopfverletzung** (Sturz, Schlag, Gehirnerschütterung); ausgeprägte Wetterempfindlichkeit; melancholische, niedergeschlagene Stimmung, missgelaunt und gereizt − feucht-kaltes Wetter + Wärme	Natrium sulfuricum D12 B
▪ **Kopfschmerzen, oft auch Kopfdruck mit Benommenheitsgefühl, Schwindel und Schwarzwerden vor den Augen bei längerem Stehen;** Kreislaufschwäche mit heftigem Herzklopfen, niedriger Blutdruck; gedrückte Stimmung; Konzentrationsschwäche; anhaltende Müdigkeit; nicht leistungsfähig; erschöpft − vormittags; Wetterumschwung + Ruhe	Haplopappus D3 C

▪ **Migräneartige Kopfschmerzen; von der Halswirbelsäule und dem Nackenbereich ausgehende Schmerzen, die in die Schulter und bis in den gesamten Arm ausstrahlen**; schmerzhafte Hand- und Fingergelenke wie steif und geschwollen; betroffen sind auch Sehnen und Muskeln; Schmerzen wie elektrische Schläge, die Kopfschmerzen auslösen können; **Beschwerden in den Wechseljahren**; niedergeschlagen, dann wieder sehr gereizt; äußerst redselig; nervöse Überempfindichkeit – Kälte, Nässe + Wärme	Cimicifuga D6 C

Hinweis: Großes Frauenmittel in der Homöopathie. Es wird in der Pflanzenheilkunde bei den klassischen Wechseljahresbeschwerden wie Hitzewallungen und Schlafstörungen verordnet – Cimicifuga, die Traubensilberkerze, enthält Phytohormone.

▪ **Anfallsweise, migräneartige Kopfschmerzen mit schmerzenden Augen**; saures Aufstoßen; häufiges Wasserlassen; trotz Erschöpfung Ein- und Durchschlafstörungen; **unruhiger Schlaf mit heftigen Albträumen**; schlimmer durch seelische Ereignisse oder Krankheit; pessimistische Grundstimmung; körperliche Unruhe – Sinneseindrücke + Ruhe	Scutellaria lateriflora D6 C

K

Krampfadern, Venenschwäche

Venenschwäche ist teilweise vererbt, entwickelt und verstärkt sich jedoch durch stehende oder sitzende Tätigkeit, mangelnde Bewegung und Übergewicht. Das Blut staut sich in den venösen Blutgefäßen und wird nur unzureichend zum Herzen zurückgepumpt. Die Venen weiten sich und bilden Aussackungen, die als Krampfadern sichtbar werden und Beschwerden verursachen: Schmerzen, Entzündungen. Zudem besteht ein Thromboserisiko, weil das geronnene Blut das entsprechende Gefäß verstopfen kann. Entstehen die knotigen Venenveränderungen im After, spricht man von Hämorrhoiden (Seite 57).

▪ Venenschwäche; **schmerzhafte, auch geschwollene Beine mit Hitze- und Schweregefühl**; beginnende Krampfadern; Neigung zu Venenentzündung; unschöne Narbenbildung; frühzeitige Fältchenbildung; rissige, spröde Nägel; dünner Haarwuchs; **nachlassende Bindegewebsfestigkeit**; weibliche Formen; Rückenschmerzen, schlechter durch längeres Stehen; hektisches Verhalten; immer schwitzig; **Sie vertragen keine Wärme** ⊟ feucht-heißes Wetter ⊞ Wärme **Bewährt bei:** Nachbehandlung einer Venenoperation	Calcium fluoratum D12 **B**
▪ **Bindegewebsschwäche mit Krampfaderneigung**; ausgeprägte Neigung zu Venenentzündungen; **dicke, bläuliche, sehr berührungsempfindliche Vene**; langsam abklingende Entzündungen; nach einer Venenoperation: schlecht heilende Narben, die wieder aufgehen, Flüssigkeit absondern und schmerzen; schmerzhaftes Narbengewebe; **sehr kälteempfindlich; Infektneigung** ⊟ kalte Anwendungen, kaltes Wetter ⊞ Wärme, warme Anwendungen **Bewährt bei:** frostigen, zurückhaltenden Menschen mit Bindegewebsschwäche	Silicea D12 **B**

Hinweis: Das Mittel kann im dreiwöchigen Wechsel mit **Calcium fluoratum** angewendet werden, wenn die individuellen Symptomatik dies nahelegt.

▪ **Deutlich sichtbare Venen; Besenreiser; zunehmend geschwollene Beine mit schmerzhaften Krampfadern**; die Knöchelregion schwillt nach längerem Stehen deutlich an; bräunliche Verfärbung der Haut über den Venen nach Venenentzündung; trockene Haut mit Tendenz zu Verletzungen; Neigung zu Venenthrombosen ⊟ Sitzen, Stehen ⊞ Bewegung	Sabdariffa D6 **C**

▪ Schwere Beine; **stark hervortretende, schmerzhafte Krampfadern; Hämorrhoiden nach hartem Stuhl, Schwangerschaft oder hormoneller Umstellung in den Wechseljahren;** Neigung zu Venenentzündungen und zum »offenen Bein« (durch Venenschwäche verursachtes Hautgeschwür); anhaltende **Kreuzschmerzen, in die gesamte Wirbelsäule und in die Beine ausstrahlend;** nach hinten überstrecken tut gut; Schmerzen im Kreuz-Darmbein-Gelenk; eingeschränkte Beweglichkeit – morgens; mangelnde Bewegung + frische Luft	**Aesculus D6 C**

Krebserkrankungen

! Jede Tumorerkrankung gehört in ärztliche Hände. Die Homöopathie kann jedoch unterstützend eingesetzt werden, um die Nebenwirkungen der schulmedizinischen Therapie (Chemo- und Strahlentherapie) zu reduzieren, den Heilungsprozess zu unterstützen, Schmerzen zu lindern und die Lebensqualität zu steigern.

Bei einer Krebserkrankung entstehen entartete Körperzellen, die annähernd jedes Organ betreffen können, wenn auch in unterschiedlicher Häufigkeit. Manche Krebserkrankung, man spricht von Karzinom, entwickelt Tochtergeschwülste, die als Metastasen bezeichnet werden. Die eigentliche Ursache einer Krebserkrankung ist bislang nicht bekannt; sicherlich gibt es eine gewisse familiäre Disposition, wobei seelische und körperliche Faktoren ebenfalls eine Rolle spielen.

Nach der Operation

Unmittelbar nach der Operation kann die Homöopathie die Wundheilung und Schmerzlinderung unterstützen.

▪ Schmerzen und **große Berührungsempfindlichkeit** im Bereich der Operationswunde; **Sie fühlen sich auch seelisch verletzt** – Kälte; morgens; nach emotionalen Ereignissen + in Ruhe	**Staphisagria D6 C**

Hinweis: Zur optimalen Verheilung der Wundnaht, auch nach dem Ziehen der Fäden sowie nach einer Darmoperation zur Anregung der Verdauungstätigkeit. Sinnvoll ist die Kombination mit Arnica (unten): ein Mittel vor und das andere Mittel nach dem Essen.

▪ Um die frische Operationsnarbe hat sich ein **großflächiger Bluterguss** gebildet; starke Schmerzen durch die Operation; **Sie sind unruhig und abwehrend, möchten allein gelassen werden** ⊟ Berührung; Bewegung ⊞ Ruhe	Arnica D6 C
▪ **Anhaltende Wundheilungsstörung:** Neigung zu Entzündung und Eiterung; schlecht heilende Narbe, die wieder aufgeht oder nicht zuheilt; Bildung wulstiger Narben (Keloid) mit Rötung ⊟ Kälte; Bewegung ⊞ in Ruhe	Calendula D6 C
▪ Verwirrt; **aggressiv nach dem Aufwachen aus der Narkose**; Kopfschmerzen; **Übelkeit mit Brechreiz und Erbrechen**; Obstipation; Muskelverspannungen; **Sie können sich im Bett vor Schmerzen kaum umdrehen** ⊟ nach dem Essen; morgens; Kälte ⊞ Wärme **Bewährt bei:** Folgen einer Narkose	Nux vomica D6 C

Folgen der Bestrahlungstherapie

Eine Bestrahlungstherapie kann unterschiedliche Beschwerden auslösen – sowohl im bestrahlten Bereich als auch allgemein.

▪ **Stark gerötete, heiße Haut wie bei einem Sonnenbrand**; Brennschmerz, auch klopfende Schmerzen im entzündeten Hautareal; große Berührungsempfindlichkeit ⊟ Berührung; Geräusche; Licht ⊞ in Ruhe	Belladonna D6 G

Hinweis: bei abklingenden Beschwerden C

▪ **Juckende und schuppende Haut im bestrahlten Bereich sowie an der Narbe;** die Haut wirkt wie Papier: dünn und durchscheinend; Schwellung der Haut; **Bildung eines Lymphödems an Hand, Arm oder Bein** − feucht-heißes Wetter + Wärme **Bewährt bei:** Hautschäden durch Langzeitanwendung von Cortison-Salben zur Regeneration der Hautläsionen	Calcium fluoratum D12 B
▪ **Anschwellung und Stauung im operierten Bereich mit Lymphschwellungen;** Arm-Hand-Lymphödem mit schmerzhafter Bewegungseinschränkung; Venenentzündung mit Schmerzen durch Infusionen − Sitzen, Stehen + Bewegung	Sabdariffa D6 C
▪ **Ausgeprägter Schwächezustand;** wenig ausdauernd; rasch erschöpft; **Schwindel und Leeregefühl im Kopf; anhaltender Hustenreiz nach Bestrahlungen;** innerliche Hitze mit Verlangen nach Kaltem; schmerzhaft brennende Hautempfindungen; **spontan auftretende kleine Blutergüsse (»blaue Flecken«) oder Nasenbluten;** Verlangen nach emotionaler Zuwendung: Sie wollen nicht alleine sein − abends, nachts; Emotionales + kurze Ruhephasen **Bewährt bei:** Bestrahlungsfolgen	Phosphorus D12 B

Hinweis: Phosphorus ist angezeigt, wenn die weißen Blutkörperchen (Leukozyten) infolge der Krebsbehandlung zu niedrig sind.

▪ **Schleimhautreizung im Mund-Rachen-Raum,** auch in der Nase mit Trockenheitsgefühl oder zäher Verschleimung; entzündliche, oft weißlich-blasse Stellen im Bereich der Mundschleimhaut; häufig Mundbläschen − Kälte, Wind + Ingangkommen der Absonderungen	Hydrastis D6 C

Folgen von Chemotherapie

Die homöopathische Begleitbehandlung beeinträchtigt die Wirksamkeit der Chemotherapie in keiner Weise – im Gegenteil.
Die durch eine Chemotherapie (Zytostatika) ausgelösten körperlichen und seelischen Beschwerden können mithilfe der Homöopathie abgemildert werden, sodass Sie die Chemotherapie besser vertragen.

▪ **Brennende Schmerzen,** auch in Mund, Magen und am After; starke Übelkeit, **dunkles Erbrechen nach geringster Nahrungszufuhr; wässrige Durchfälle; Schwäche; innere Unruhe und körperliche Ruhelosigkeit;** Gewichtsabnahme durch schwere Krankheit; Haarausfall − Kälte; um Mitternacht + Wärme, warme Getränke	**Arsenicum album D12 G**
Hinweis: bei abklingenden Beschwerden B	
▪ **Saurer oder bitterer Mundgeschmack; anhaltende Übelkeit mit ständigem Brechreiz und wiederholtem Erbrechen;** berührungsempfindliche Magengrube; meist träger Stuhlgang; **überempfindlich gegen Sinnesreize;** starke innere Anspannung; gereizte Stimmung − nach dem Essen; morgens; Kälte + Wärme	**Nux vomica D6 G**
Hinweis: bei abklingenden Beschwerden C	
▪ **Ausgeprägtes Verlangen nach kalten Getränken trotz Übelkeit,** die nach etwa zehn Minuten erbrochen werden; körperlich extrem geschwächt; innerliche Hitze; **schmerzhaft brennende Hautempfindungen;** spontan auftretende kleine Blutergüsse (»blaue Flecken«) oder Nasenbluten; Verlangen nach emotionaler Zuwendung: Sie wollen nicht alleine sein − abends, nachts; Emotionales + kurze Ruhephasen	**Phosphorus D12 G**
Hinweis: bei abklingenden Beschwerden B	

▪ **Appetitlosigkeit; Aufstoßen; Völlegefühl und starke Blähungen, gefolgt von starkem Durchfall**; unregelmäßiger, wechselhafter Stuhlgang; Scheidenpilzinfektion bei Frauen **−** Tabakrauch **+** Fasten	Okoubaka D3 **G**

Hinweis: bei abklingenden Beschwerden **C**

▪ **Weißliche Bläschen mit rötlichem Hof im Mundraum**; Brennschmerz; empfindliche, leicht blutende Mundschleimhaut **−** Kälte; nach der Periode **+** nach dem Stuhlgang	Borax D6 **C**
▪ **Allgemeine Schwäche und Müdigkeit**; Appetitlosigkeit; **Druckschmerzen im Oberbauch**; Verstopfung; Hautjucken; trockene Haut; trocken-rissige Hautausschläge; **Leberfunktionsstörungen** **−** körperliche Belastungen **+** Ruhe	Picrorhiza D6 **C**

K

Folgen von Hormontherapie

Unter einer Hormontherapie können sich sowohl bei der Frau als auch beim Mann wechseljahresähnliche Beschwerden entwickeln. Diese Nebenwirkungen können durch die Homöopathie gemildert oder aufgehoben werden (siehe auch Wechseljahresbeschwerden, Seite 122).

Hinweis: Je nach vorherrschenden Beschwerden vergleichen Sie bitte die unter dem jeweiligen Stichwort genannten Mittel.

▪ Schmerzen entlang der Wirbelsäule; schmerzhaft verspannte Rückenmuskulatur; Folgen eines metastasenbedingten Knochenbruchs; **nachlassende Knochendichte und beginnende Osteoporose** **−** Kälte, Wetterwechsel **+** warmes Wetter **Bewährt bei:** schlecht mineralisierten Knochen	Calcium phosphoricum D12 **B**

▪ **Säuerlich riechende, starke Schweißausbrüche,** die oft anfallsartig auftreten und schwächen; heftige, lang anhaltende Hitzewallungen; **ungeduldiges, hektisches und gereiztes Benehmen**; phasenweise müde, geschwächt und überfordert; innerliches Zittergefühl **−** morgens; Kälte, Nässe **+** Wärme	Acidum sulfuricum D12 **B**

Nach der schulmedizinischen Behandlung

Ein bewährtes Anwendungsgebiet der Homöopathie ist die Nachsorge, wenn die schulmedizinische Krebsbehandlung abgeschlossen ist. Die homöopathischen Mittel tragen sowohl zur seelischen als auch zur körperlichen Stabilisierung bei. Ferner können sie die ärztliche Schmerztherapie wirksam und nebenwirkungsarm unterstützen.

▪ **Fatigue (Müdigkeits)-Syndrom:** Sie sind durch die vergangenen Ereignisse und die Behandlung seelisch und körperlich völlig erschöpft; anhaltende Müdigkeit; Schläfrigkeit auch tagsüber; apathisch; Schwindel; **Schweißausbrüche bei der geringsten Anstrengung** **−** Kälte; Lärm; Anstrengung **+** Wärme; Ruhe	Acidum phosphoricum D12 **B**
Hinweis: bewährtes Mittel auch für die Angehörigen	
▪ **Krampfartige Schmerzen**; schmerzhaft verspannte Muskulatur; **Sie können sich im Bett kaum umdrehen vor Schmerzen**; Spannungskopfschmerzen; Schmerzen im Nacken-Schulter-Bereich; **saures, bitteres Aufstoßen, Übelkeit, Brechreiz und Verstopfung mit Stuhldrang durch die Medikamente**; Hämorrhoiden; Sie reagieren oft unverhältnismäßig **−** nach dem Essen; morgens; Kälte **+** Wärme **Bewährt bei:** zur Verringerung der Nebenwirkungen durch die schulmedizinische Therapie	Nux vomica D6 **C**

▪ **Einschießende Nervenschmerzen**; Kopfweh; Benommenheits- und Schwindelgefühl; **schmerzhafte Narben**; deutliche Schmerzzunahme bei Wetterwechsel − Kälte, Wetterwechsel; Berührung + Ruhe **Bewährt bei:** Gefühlsstörungen an Fingern, Händen und Füßen als Folge einer Chemotherapie	Hypericum D6 C
▪ **Wundheilungsstörung bei Narben, auch als Bestrahlungsfolge**; narbige Schrumpfung der Haut, auch mit schuppend-trockenem, rissigem Ausschlag; Gefühl von Brennen, Roheit und Wundsein; **lähmungsartige Schwäche im Bereich der Narbe und der Gliedmaßen**; emotional übersensibel; ängstliche Vorahnungen; ausgeprägtes Mitleid; wie gelähmt vor Kummer; **ausgeprägter Gerechtigkeitssinn** − Kälte, Zugluft + Wärme	Causticum D12 B

Laktoseintoleranz → Allergien, Unverträglichkeiten (Seite 20)

Lebererkrankungen

! Erkrankungen im Bereich von Leber und Galle müssen in jedem Fall ärztlich abgeklärt werden. Darüber hinaus trägt die Homöopathie dazu bei, Leber und Galle zu stärken.

Die Leber ist ein wichtiges Stoffwechsel- und Entgiftungsorgan. Eine typische Erkrankung ist die Entzündung (Hepatitis), ausgelöst durch Virusinfektionen. Hepatitis A wird beispielsweise durch verunreinigte Nahrungsmittel übertragen, Hepatitis B durch infiziertes Blut. Weitere Ursachen für Lebererkrankungen sind mangelnder Abfluss von Galle (»Gelbsucht«), ein Übermaß an Alkohol und fetten Speisen (»Fettleber«) sowie der dadurch bedingte Abbau von Leberzellen (Leberzirrhose). Die Leberfunktion kann aber auch durch Medikamente verringert sein, wie auch bei Krebserkrankungen (Seite 73).

▪ Appetitlosigkeit; mangelnde Leistungsfähigkeit; **Herzklopfen und Atemnot bei geringster Anstrengung**; häufiger Harndrang; Neigung zu Durchfall; **Leber- und Milzvergrößerung; Folge anhaltender Erkrankung oder durchgemachter Infektionskrankheit, vor allem nach Pfeifferschem Drüsenfieber** − nach dem Essen + Ruhe	**Ceanothus americanus** D6 C
Hinweis: bewährtes Mittel zur Entgiftung nach Chemotherapie	
▪ **Rechtsseitige Bauchbeschwerden**, auch Sodbrennen; **gelblicher, oft weicher Stuhl**; migräneartige Kopfschmerzen mit Sehstörungen; rheumatische Schmerzen meist am rechten Arm und Bein; **starkes Hautjucken (Kopf, Bauch), oft mit trockenem Hautausschlag** − Anstrengung + Bewegung	**Flor de Piedra** D6 C
▪ Allgemeine Schwäche, Müdigkeit und Appetitlosigkeit; **Druckschmerzen im Oberbauch**; Verstopfung; Hautjucken; **trockene Haut; trocken-rissige Hautausschläge** − körperliche Belastungen + Ruhe **Bewährt bei:** erhöhten Leberwerten infolge einer Chemotherapie	**Picrorhiza** D6 C
▪ Anhaltende Leberfunktionsstörung; **starkes Völlegefühl mit krampfartigen Bauchschmerzen; Überempfindlichkeit des Bauchraums gegen Kleiderdruck oder Berührung;** saures Aufstoßen und Sodbrennen; Heißhunger mit raschem Sättigungsgefühl; Abneigung gegen Fleisch, Brot und kalte Getränke; **ausgeprägtes Verlangen nach Süßigkeiten und warmen Speisen (Suppe); rechtsseitige Beschwerden; sehr heftige Gefühlsausbrüche gegenüber Untergebenen**; Konzentrationsschwäche − spätnachmittags; Wärme + frische Luft, Kühle	**Lycopodium** D12 B

Magenkrankheiten

Beschwerden und Erkrankungen des Magens können sich je nach Ursache und Verlauf in den folgenden Krankheitsbildern widerspiegeln, die auch ineinander übergehen können:

Helicobacter-pylori-Befall

Eine Infektion der Magenschleimhaut mit dem Bakterium Helicobacter pylori kann zu einem Magen- und Zwölffingerdarmgeschwür (Ulcus) führen. Der Infektionsweg ist bislang noch nicht eindeutig geklärt, im Verdacht stehen jedoch eine Abwehrschwäche, gepaart mit Stress, Rauchen, übermäßigem Alkoholgenuss und Medikamenten (vor allem Schmerzmittel). Durch die schulmedizinsche Antibiotika-Therapie (Eradikation) wird das Bakterium abgetötet, die Abwehrschwäche jedoch nicht behandelt, weshalb eine unterstützende homöopathische Therapie sinnvoll und wichtig ist.

▪ **Aufstoßen, Übelkeit, Völlegefühl und starke Blähungen nach Antibiotikaeinnahme;** gefolgt von unregelmäßigem, wechselndem Stuhlgang, oft auch starkem Durchfall; Scheidenpilzinfektion bei der Frau; **weiß-gelblich belegte Zunge;** pappiger Mundgeschmack − Tabakrauch + Fasten	Okoubaka D3 C

Hinweis: Nach erfolgter Antibiotika-Therapie trägt Okoubaka zum Aufbau der Darmflora bei.

▪ **Verdauungsbeschwerden nach Antibiotika-Therapie:** Druckgefühl im Oberbauch, brennende Schmerzen, Übelkeit und Blähungen; **morgendliche Bauchschmerzen mit Durchfall, oft im Wechsel mit Verstopfung;** an der Haut treten immer wieder Juckreiz und Entzündungen auf; diverse Unverträglichkeitsreaktionen auf Nahrungsmittel − Bewegung; Kälte + Ruhe; Wärme **Bewährt bei:** wichtiges Umstimmungs- und Entgiftungsmittel bei chronischen Beschwerden	Acidum formicicum D12 B

▪ Meist **rechtsseitige Bauchschmerzen**; Senkungsgefühl in der Magengrube; Aufstoßen; oft bitterer Mundgeschmack; **Neigung zu Verstopfung und Hämorrhoiden**; der Stuhl ist oft mit Schleim überzogen oder vermischt; **lang anhaltende Schmerzen nach Stuhlgang**; Gallenbeschwerden durch Gallengrieß − Kälte, Wind + Ingangkommen der Ausscheidungen	Hydrastis D6 C

Hinweis: Das Mittel kann auch im dreiwöchigen Wechsel mit **Acidum formicicum** angewendet werden, falls die individuellen Beschwerden dies nahelegen.

Magen- und Zwölffingerdarmgeschwür (Ulcus ventriculi et duodeni)

! Da die Beschwerden im Anfangsstadium denen eines Reizmagen-Syndroms stark ähneln, ist eine ärztliche Diagnostik zwingend notwendig – Homöopathie ist immer möglich und sinnvoll.

Durch eine anhaltende Entzündung der Schleimhaut in Magen und / oder Zwölffingerdarm kommt es zur zunehmenden Gewebszerstörung, die mit massiven Schmerzen und einer erheblichen Einschränkung der Lebensqualität einhergeht. Ursachen sind neben einem Helicobacter-pylori-Befall insbesondere auch Stress, Fehlernährung und Rauchen.

▪ **Aufstoßen, Übelkeit und sauer riechendes »Aufwölken« oft bis zum Erbrechen**; schmerzhafte Magenkrämpfe; **stechende »splitterartige« Schmerzen vor allem nach dem Essen**; Schmerzen kommen und verschwinden schnell; Verlangen nach fettigen, schwer verdaulichen und salzigen Speisen; rasches Sättigungsgefühl; Mundgeruch; verstärkter Speichelfluss; eingerissene Mundwinkel; Neigung zu Bläschenbildung im Mund; **oft sehr gereizt** − abends, nachts; Wetterwechsel + Wärme **Bewährt bei:** Geschwüren im Magen-Darm-Trakt	Acidum nitricum D12 B

▪ **Ärger und Aufregung schlagen auf den Magen; Leeregefühl und krampfartige Schmerzen im Magenbereich vor dem Essen,** oft auch Sodbrennen; Neigung zu Verstopfung mit dem **Gefühl als stecke ein Pflock im Darm;** heftige emotionale Reaktionen bis hin zu Wutausbrüchen aus nichtigen Anlässen; juckender Hautausschlag mit Bläschen − Aufregung + während und nach dem Essen	Anacardium D12 B
▪ **Aufgetriebener Bauch mit Druckgefühl, in die rechte Flanke ausstrahlend;** übel riechendes Aufstoßen, oft auch schleimiges Würgen oder Erbrechen; Magenschmerzen beim Essen; nächtliche Übelkeit; **allgemeine Erschöpfung** − Essen + Entspannung **Bewährt bei:** Zwölffingerdarmgeschwür	Ornithogalum umbellatum D3 C
▪ **Sehr druckempfindlicher, schmerzhafter Magenbereich, besser nach dem Essen; ständiges Aufstoßen;** stark geblähter Bauch mit Völlegefühl; krampfartige Bauchschmerzen, besser durch den Abgang von Winden; hartnäckig verstopfter, schmerzhafter Stuhlgang; Hämorrhoiden; Durchfall nach tagelanger Verstopfung; trockenes, pelziges Gefühl im Mund − um Mitternacht; fette Speisen + im Liegen, durch Rückwärtsbeugen	Mandragora D6 C

M

Reizmagen-Syndrom

! Bei häufig wiederkehrenden Magenschmerzen sollte unbedingt ärztlich abgeklärt werden, ob eine behandlungsbedürftige organische Ursache vorliegt.

Beim Reizmagen-Syndrom handelt es sich um eine Funktionsstörung des Magens, meist nervlich bedingt. Saures Aufstoßen, Sodbrennen, Magendrücken, mitunter auch Magenkrämpfe sind die typischen Beschwerden, oft verbunden mit einem Völlegefühl. Alkohol, Weißbrot, Süßigkeiten und Kaffee verstärken die Beschwerden.

▪ Hastiges Essen, wobei viel Luft geschluckt wird; explosionsartiges, lautes Aufstoßen; geblähter Bauch; nagende, krampfartige Magenschmerzen, die in alle Richtungen ausstrahlen; **großes Verlangen nach Süßigkeiten, was die Beschwerden verstärkt**; Neigung zu Magen- und Zwölffingerdarmgeschwüren; **nervös, unruhig und hektisch**; von Zukunftsängsten geplagt; **Aufregungen und bevorstehende Ereignisse schlagen auf Blase und Darm**: häufiges Wasserlassen und Durchfall − Wärme; nachts; in engen Räumen + Kühle; im Freien	**Argentum nitricum D12 B**
▪ **Schwere- und Völlegefühl im Magen**; empfindlich gegen Kleiderdruck; morgendliche Übelkeit und Brechreiz; saures, bitteres Aufstoßen; **krampfartige Magenschmerzen (Nüchternschmerz) mit Übelkeit und Erbrechen**; müde und abgespannt nach dem Essen; **erfolgloser anhaltender Stuhldrang**; Neigung zu Hämorrhoiden; Sie nehmen sich oft keine Zeit für die Toilette; Folge emotionaler Belastung wie Stress oder zu üppigem Essen und Alkoholkonsum; innerlich angespannt und reizbar: Sie dulden keine Widerrede; **gehetzte Lebensweise**; völlig überarbeitet − nach dem Essen; morgens; Kälte + Wärme	**Nux vomica D12 B**
▪ **Anfallsartige, krampfartige Magenschmerzen durch emotionale Ereignisse wie Zorn, Entrüstung oder Demütigung**; Gefühl als wäre der Magen zusammengeschnürt; die Schmerzen strahlen bis in den rechten Bauchraum aus; geblähter Magen; Übelkeit, Erbrechen und Durchfall; Gallenbeschwerden; Sie sind gereizt, explodieren bei Kleinigkeiten, was die Beschwerden verstärkt − Bewegung; nachmittags, nachts + Zusammenkrümmen; Gegendruck; Wärme	**Colocynthis D12 B**

Speiseröhrenentzündung (Refluxösophagitis)

Nervensystem (Vegetativum) und Ernährungsweise steuern die Produktion der Magensäure. Wandert die Säure zurück in die Speiseröhre (Ösophagus), kann es dort zu einer schmerzhaften Entzündung kommen, Refluxösophagitis genannt. Auch ein anhaltender Reizhusten kann hier seinen Ursprung haben. Typische Symptome einer Speiseröhrenentzündung, auch Refluxkrankheit genannt, sind Sodbrennen und ein Druckgefühl im Hals oder Brustkorb. Hierzulande leidet etwa jeder zehnte an chronischem Sodbrennen. Es besteht also ein dringender Handlungsbedarf. Neben einer dauerhaften Ernährungsumstellung kann die Homöopathie gute Diente leisten.

Hinweis: Bestimmte Lebensmittel wie Weißmehl, Zucker, Kaffee und Alkohol gelten als »Säurelocker« und sollten bei Refluxneigung so weit wie möglich reduziert werden.

▪ **Morgendliche Übelkeit, oft mit Brechreiz, Magenschmerzen und Sodbrennen, häufig verbunden mit anhaltendem Hustenreiz, erschwertem Atmen und Schleimauswurf;** Neigung zu unreiner, entzündlicher Haut; säuerlich riechende, starke Schweißausbrüche, auch Hitzewallungen; ungeduldiges, **hektisches und gereiztes Verhalten; phasenweise müde, geschwächt und überfordert;** sehr frostig; Hitzewallungen, gefolgt von Zittern und kaltem Schweiß (vor allem am Oberkörper) − morgens; Kälte, Nässe + Wärme **Bewährt bei:** chronischer Übersäuerung – alle körperlichen Absonderungen sind sauer	Acidum sulfuricum D12 B
▪ **Brennende oder krampfartige Magenschmerzen, ausstrahlend bis in den Rücken;** belegte Zunge; reichlich Speichelfluss; Sodbrennen und Übelkeit mit ständigem Würgereiz; Verlangen nach kalten Getränken, die allerdings nicht vertragen werden; **Magenbeschwerden wechseln oft mit Kopfschmerzen** − nach dem Essen + Rückwärtsbeugen	Bismutum subnitricum D6 F

▪ **Anhaltend saures Aufstoßen, sodass selbst die Zähne wie stumpf sind**; ständiges Sodbrennen mit Magenschmerzen, die bis zu den Schulterblättern ausstrahlen können; säuerlich riechender Stuhl ⊟ fette Speisen; nachts ⊞ Schonung **Bewährt bei:** Säurebeschwerden in der Schwangerschaft	**Robinia pseudacacia D6 C**
▪ **Gefühl, als gehe die Nahrung nicht durch die Speiseröhre**; brennende Schmerzen in Speiseröhre und Magen; immer wieder Aufstoßen, Übelkeit, Brechreiz und Erbrechen; mangelnder Appetit; **eingerissene Mundwinkel**	**Condurango D6 C**

Hinweis: Das Mittel kann auch im dreiwöchigen Wechsel mit **Acidum formicicum** genommen werden, falls die individuellen Beschwerden dies nahelegen.

▪ Neigung zu Übergewicht und Stoffwechselstörungen; **erhöhte Harnsäurewerte**; gieriges Essen und Völlerei, bis zur Übelkeit; **oft auch Brechreiz und Erbrechen, wodurch sich die Beschwerden nicht bessern**; dick-weiß belegte Zunge; oft launisch oder mürrisch ⊟ saure Speisen, Wein ⊞ Ruhe; frische Luft	**Antimonium crudum (Stibium sulfuratum nigrum) D12 B**

Hinweis: Das Mittel hilft, den Stoffwechsel anzuregen und den Erfolg einer Gewichtsreduktion zu stabilisieren.

Metabolisches Syndrom

! Eine konsequente ärztliche Behandlung ist zwingend notwendig. Die begleitende homöopathische Therapie ist jedoch sinnvoll.

Das metabolische Syndrom (Metabolismus = der Stoffwechsel) ist gekennzeichnet durch Störungen im Blutzucker- und Fettstoffwechsel, verbunden mit erhöhtem Blutdruck und Übergewicht. Ursachen sind falsche Ernährungsweise, mangelnde Bewegung sowie Hormonstörungen und bestimmte Medikamente.

▪ **Übergewicht und Stoffwechselstörungen**; Verlangen nach Süßspeisen und Alkohol, was nicht vertragen wird; Mundgeruch; **Neigung zu unreiner Haut mit vielen kleinen Entzündungen und Warzen, oft mit starkem Juckreiz**; wechselhafter Stuhlgang mit Blähungen; **alle Ausscheidungen sind übel riechend** (Urin, Stuhlgang, Schweiß, Periodenblutung), nächtliches Schwitzen; **allgemeines Hitzegefühl**, vor allem an den Füßen; das Allgemeinbefinden verschlechtert sich spätvormittags und abends − morgens; (Bett-)Wärme + Abkühlung	Sulfur D12 **A**

Hinweis: Sollten sich die Beschwerden zunächst verschlimmern – insbesondere im Bereich der Haut –, das Mittel absetzen.

▪ **Ausgeprägte Neigung zu Übergewicht**; Verlangen nach reichlichem Essen, vor allem nach Eiergerichten und Süßspeisen; Milch und Fettes werden schlecht vertragen; Sodbrennen; aufgetriebener Bauch; Verstopfung im Wechsel mit sauer riechenden Durchfällen, »aufgeschwemmtes« Gewebe; **säuerlich riechender Schweiß an Kopf, Nacken und Oberkörper**; Erkältungsneigung; rasches Ermüden bei körperlicher Anstrengung; häufige Albträume − Anstrengung; Kälte, Nässe + Wärme, trockenes Wetter	Calcium carbonicum D12 **B**
▪ **Übergewicht durch ausgeprägten Appetit, Heißhunger und falsche Ernährung, gefolgt von Blutzucker- und Fettstoffwechselstörungen**; Verdauungsschwäche mit krampfartigen Magenschmerzen; übel riechende Blähungen; **hartnäckige Verstopfung mit knotigem Stuhlgang**, häufig auch Hämorrhoiden; wenig Ausdauer; gedrückte Stimmung; extrem kälteempfindlich: verfroren trotz Wärme − nach dem Schlaf, morgens + frische Luft **Bewährt bei:** Schilddrüsenunterfunktion	Graphites D12 **B**

siehe auch Bluthochdruck (Seite 31), Diabetes mellitus (Seite 43), Fettstoffwechselstörung (Seite 50)

Migräne

Die anfallsartig auftretenden, meist einseitigen Schmerzzustände sind mit Übelkeit und Erbrechen verbunden. Typisch sind auch Seh- und Sprachstörungen – Aura genannt. Migräne kann körperliche und seelische Ursachen haben, wobei Lebens- und Ernährungsgewohnheiten eine wichtige Rolle spielen. Bei Frauen ist die Migräne oft zyklusabhängig. Häufig bessert sie sich nach den Wechseljahren oder hört sogar ganz auf. Aber nicht nur Frauen, sondern auch Männer und Kinder leiden unter regelmäßig wiederkehrender Migräne. Die Lebensqualität wird dadurch massiv beeinträchtigt. Eine längerfristige Begleitbehandlung mit Homöopathie kann die Häufigkeit und Schwere akuter Anfälle erheblich reduzieren helfen.

siehe auch Kopfschmerzen (Seite 70)

Linksseitige Migräne

▪ Migräneartige Kopfschmerzen; **pulsierende, stechende Gesichtsschmerzen, die zum Scheitel oder zu den Augen ausstrahlen**; häufig linksseitig; **Druckgefühl in den Augen, so als seien die Augen zu groß oder würden an einer Schnur gezogen**; plötzlich auftretende, teilweise oder vollständige Sehstörung, meist einseitig: **Sie sehen Gegenstände dunkel verschwommen oder gar nicht**; Missempfindungen im Kopfbereich (Ameisenlaufen) und empfindliche Kopfhaut; dumpfes Kopfweh nach Abklingen der Sehstörung; teilweise Geruchsstörungen: alles riecht unangenehm; **Folge von Überarbeitung und Überanstrengung** − Berührung; geistige Anstrengung + Druck	**Paris quadrifolia D6 C**

▪ Regelmäßige, anfallsartig auftretende Migräne; **stechende Schmerzen im Gesichts- und Augenbereich, meist linksseitig, sich über Stirn und Hinterkopf ausbreitend;** Verschlimmerung tagsüber; tränende Augen, Lichtüberempfindlichkeit und Funkensehen; **Wetterwechsel verstärkt oder löst die Schmerzanfälle aus;** anfallsweise auftretendes Herzjagen, begleitet von heftigem Herzklopfen − Kälte, Sturm; Berührung + Wärme; Liegen auf der rechten Seite	**Spigelia D6 C**

Rechtsseitige Migräne

▪ **Meist rechtsseitige, migräneartige Kopfschmerzen;** oft im Hinterkopf beginnend; Schwindel, Übelkeit und bitter-galliges Erbrechen; **ziehende Schmerzen, die vor allem von der rechten Schulter und dem Nackenbereich ausgehen und bis in den Arm ausstrahlen;** pelzige Finger; **Hitzewallungen mit brennendem Hitzegefühl im Gesicht mit deutlicher Rötung;** brennend heiße Hände und Füße; erhöhter Blutdruck; Beschwerden meist im Zusammenhang mit den Wechseljahren; oft sehr unleidige, gereizte Stimmung wegen der ständigen Schmerzen; Abneigung gegen Bewegung − morgens, abends; Kälte + Schlaf	**Sanguinaria canadensis D6 C**
▪ **Sehstörungen mit Flimmern, Funken- und Doppeltsehen zu Beginn jedes Migräneanfalls;** heftige Schmerzen im Schläfen-Stirn-Bereich mit Benommenheit, Schwindelgefühl und Übelkeit; Sie fühlen sich wie ausgelaugt, geschwächt, sind weinerlich − in Ruhe; im Freien; Periodenblutung + Wärme; Bewegung **Bewährt bei:** Migräneanfällen im Zusammenhang mit Periodenstörungen	**Cyclamen europaeum D6 C**

Wochenendmigräne

▪ Heftiger Migräneschmerz, **von der Schläfe ausgehend bis zur Stirn ziehend,** mit Sodbrennen, Übelkeit, Erbrechen von Galle und Durchfall; **verschwommenes Sehen und Augenflimmern** vor und während des Anfalls; Folge geistiger Erschöpfung − abends, nachts; Ruhephasen + Bewegung **Bewährt bei:** wöchentlicher Migräne an freien Tagen	**Iris versicolor D6 C**

Morbus Crohn → Darmentzündung (Seite 36)

Morbus Menière → Schwindel (Seite 115)

Morbus Parkinson → Parkinson-Krankheit (Seite 94)

Mukoviszidose → COPD (Seite 35)

Myom

! Nehmen Sie Ihr Mittel viele Monate lang ein (mit einwöchigen Einnahmepausen) und lassen Sie den Verlauf unbedingt regelmäßig vom Frauenarzt kontrollieren!

Myome sind gutartige Tumore im Bereich der Gebärmuttermuskulatur. Die Ursachen sind bislang unklar. Man weiß aber, dass Myome unter Einfluss von Östrogenen wachsen. Sie können eine schmerzhafte und starke Monatsblutung hervorrufen und der Grund für unerfüllten Kinderwunsch sein.

▪ **Beschwerdefreie Myome;** immer wieder Zysten an beiden Eierstöcken; **Neigung zu wiederkehrenden schmerzhaften Entzündungen im Genitalbereich mit Ausfluss;** Sie sind ehrgeizig, pflichtbewusst und leicht verletzlich − nachts + Wärme	**Aurum jodatum D6 F**

▪ **Unregelmäßige Periodenblutungen;** Myome im Zusammenhang mit Hormonstörungen; **Druckgefühl an der meist vergrößerten Schilddrüse; auffallender Wechsel der Gesichtsfarbe von hektischer Röte zu fahler Blässe;** starkes Herzklopfen mit Hitzewallungen; rasche Erschöpfung; sehr emotionale Reaktion mit Ruhelosigkeit und sprunghaftem Verhalten − nachts; Wärme; Ruhe + Bewegung	Ferrum jodatum D12 B
▪ **Myome mit Schmerzen vor der Periode;** starke Periodenblutungen; **gutartige bindegewebige Wucherungen in der weiblichen Brust** − Berührung	Lapis albus D6 F

Nahrungsmittelallergie
→ Allergien, Unverträglichkeiten (Seite 20)

Nahrungsmittelunverträglichkeit
→ Allergien, Unverträglichkeiten (Seite 20)

Nervenentzündung und -schmerzen (Neuralgie)

! Da Nervenschmerzen auch ernsthafte Ursachen haben können wie beispielsweise eine Borrelien-Infektion, ist eine ärztliche Abklärung zwingend notwendig.

Entzündungen der Nerven können verschiedene Ursachen haben. Dazu zählen Virusinfektionen, Verletzungen oder eine Erkältung. Aber auch die Nervenentzündung nach einer Gürtelrose, die Post-zoster-Neuralgie, sowie die Neuroborreliose infolge einer Borrelien-Infektion (Seite 33) und die im Gesichtsbereich auftretende Trigeminusneuralgie (Seite 120) lösen Nervenschmerzen aus. Ferner kann die Entzündung den Ischiasnerv (Ischialgie) erfassen, der von der Lendenwirbelsäule bis zum Fuß verläuft. Unter einer Polyneuropathie versteht man eine Nervenschädigung, die meist an Füßen und Beinen auftritt, häufig infolge eines gestörten Stoffwechsels (Diabetes mellitus, Seite 43).

siehe auch Trigeminusneuralgie (Seite 120)

▪ **Anhaltende heftige, stechende oder einschießende Schmerzen mit Missempfindungen und Taubheitsgefühl**; große Berührungsempfindlichkeit; Folge einer Entzündung, eines Unfalls oder einer Verletzung wie Schleudertrauma, Rückenmarkskanalpunktion, Bandscheibenvorfall, Steißbeinprellung, Zahnbehandlung oder einer Operation **−** Kälte, Wetterwechsel; Berührung **+** Ruhe	**Hypericum** **D6 C**

Hinweis: Das Mittel bewährt sich generell bei Entzündungen sowie bei Verletzungen der Nerven. Es kann auch mit einem der anderen infrage kommenden Mittel eingenommen werden (ein Mittel vor dem Essen, das andere Mittel danach).

▪ **Blitzartig auftretende, heftige, brennende oder stechende Schmerzen**; Taubheitsgefühl und Juckreiz; **Überempfindlichkeit gegen Berührung**; Folge einer Gürtelrose, vor allem an Rücken, Bauch und Gesäß; auch bei Nervenschmerzen durch eine (länger zurückliegende) Borrelien-Infektion (Neuroborreliose) **−** nachts; Kauen; Sprechen; feuchtkaltes Wetter **+** Wärme, warme Anwendungen **Bewährt bei:** Gürtelrose mit Bläschen	**Mezereum** **D6 C**
▪ **Stechende, einschießende Schmerzen nach einer Gürtelrose**; die Bläschen trocknen ab oder sind bereits verschwunden; befallen sind vor allem der Brustkorb oder das Gesicht; oft mit **anhaltender Augenentzündung** **−** Kälte, Wetterwechsel; Berührung **+** Schwitzen	**Ranunculus** **D6 C**

Nesselsucht (Urticaria), allergische Hautreaktion → Allergien, Unverträglichkeiten (Seite 20)

Niedergeschlagenheit → Depressionen (Seite 41)

Ohrgeräusche → Tinnitus (Seite 118)

Osteoporose (nachlassende Knochendichte)

Von Osteoporose spricht man, wenn die Knochendichte mit zunehmendem Alter merklich zurückgeht. Damit steigt das Risiko für Knochenbrüche. Eine spezielle Form ist der Kieferknochenschwund, was insbesondere für Zahnimplantate problematisch sein kann. Der vorzeitige Abbau der Knochenmasse kann auch durch Medikamente bedingt sein, insbesondere durch eine lang dauernde Cortisontherapie. Hier leistet die Homöopathie einen wertvollen Beitrag, um die weitere Abnahme der Knochendichte aufzuhalten und die Schmerzen zu lindern.

siehe auch Bandscheibenvorfall (Seite 28), Rückenschmerzen (Seite 102)

▪ **Schmerzen im Rückenbereich zwingen zum Sitzen oder Liegen; die Schmerzen strahlen bis zum Kopf und in die Arme sowie in die Beine aus;** Neigung zu schmerzhaft verspannter Rückenmuskulatur; Folge von Abnutzungserscheinungen; berührungsempfindlich − körperliche Belastung + im Liegen	**Hekla lava** **D6 F**

Hinweis: Das Mittel unterstützt die Einheilung von Implantaten (Zahnimplantat, künstliches Hüft- oder Kniegelenk).

▪ **Der gesamte Rücken schmerzt und ist verspannt;** Muskelschmerzen; stark eingeschränkte Bewegung; Folge von Osteoporose oder Abnutzung der Bandscheiben; **schmerzhaft eingeschränkte Gelenkbeweglichkeit durch Verschleißerscheinungen** − abends; längeres Stehen + Wärme **Bewährt bei:** Rückenschmerzen durch Verschleiß	**Paloondo** **D6 C**

Hinweis: Paloondo kann auch im Wechsel mit **Hekla lava** angewendet werden: jeweils ein Mittel drei Wochen lang einnehmen, dann das andere; so verfahren Sie drei bis vier Monate lang. Bei Besserung der Beschwerden eine mehrwöchige Behandlungspause einlegen.

▪ **Schmerzen entlang der Wirbelsäule**; schmerzhaft verspannte Rückenmuskulatur; **Wirbelsäulenverkrümmung (Skoliose)**; nachlassende Knochendichte und beginnende Osteoporose − Kälte, Wetterwechsel + warmes Wetter	Calcium phosphoricum D12 B

Hinweis: Das Mittel unterstützt auch den Heilungsprozess nach einem Knochenbruch.

▪ **Knochen- und Bindegewebsschwäche**; Schmerzen in der Wirbelsäule mit Schwächegefühl, oft verbunden mit Muskelschmerzen; nachlassende Knochendichte, auch des Kieferknochens; **leicht einknickende Gelenke an Händen und Füßen (»Übertreten«)**; stimmungsabhängige Rückenschmerzen: Sie können »Ihr Kreuz nicht mehr tragen« − Kälte, kaltes Wetter + Wärme, warme Anwendungen	Silicea D12 B

Hinweis: Das Mittel muss über viele Monate eingenommen werden (jeweils nach drei Wochen eine einwöchige Pause einlegen).

Parkinson-Krankheit (Morbus Parkinson)

! Bei diesem schwerwiegenden Krankheitsbild ist selbstverständlich eine ärztliche Therapie zwingend notwendig, die Homöopathie kann begleitend eingesetzt werden.

Die Schüttellähmung ist gekennzeichnet durch Muskelsteifheit, Zittern in Ruhe, eingeschränkte Mimik und verlangsamte Bewegung. Die Stimmung ist häufig depressiv. Bei der Parkinson-Krankheit gehen die Gehirnzellen zugrunde, die den Botenstoff Dopamin produzieren. Unter dem Parkinson-Syndrom versteht man vergleichbare Beschwerden, sofern sie durch Medikamente, eine Gehirnverletzung oder fortschreitende Alterungsprozesse bedingt sind.

Hinweis: Nimmt der Parkinson-Kranke seine Arzneimittel selbst ein, dann empfiehlt sich die Einnahme homöopathischer Tabletten: eine Tablette entspricht fünf Globuli.

▪ Innere Unruhe; Koordinationsstörungen; **Bewegungsdrang mit Zittern und unmotivierten, fahrigen Bewegungen**; unwillkürliche Gesichtszuckungen; undeutliche Sprache; **Missempfindungen in Armen und Beinen mit Kribbeln und Ameisenlaufen;** Konzentrationsstörungen, schnell überfordert − Kälte; Genussmittel; emotionale Ereignisse + im Freien	**Agaricus D12 E**
▪ Spürbar erhöhte Muskelspannung; **Muskelverkrampfungen mit Zittern und Zucken an Armen und Beinen; ungelenk; versteinerte Mimik;** Schwindel und Kopfschmerzen; niedergeschlagene Stimmung; Verschlechterung durch geistige und körperliche Tätigkeit; **blasse, trocken-faltige (Gesichts-)Haut;** Neigung zu Hautausschlägen und Entzündungen − nachts; in Bewegung + Reiben, fester Druck	**Plumbum metallicum D12 E**
▪ **Zittern von Beinen, Armen und Händen**; alltägliche Gegenstände können nicht mehr gegriffen oder gehalten werden; **ausgeprägtes Schwächegefühl vor allem in Armen und Beinen; verlangsamte Bewegungen; anfallsweise oder anhaltende Schwindelanfälle, verstärkt durch Lageänderungen** (Hinlegen, Hinsetzen, Aufstehen); Grübeln; teilnahmslos − Kälte; nachts; Bewegung + Wärme	**Conium maculatum D12 B**

Polyneuropathie → Nervenentzündung (Seite 91)

Postzoster-Neuralgie → Nervenentzündung (Seite 91)

Prostataleiden

Die Vorsteherdrüse (Prostata) vergrößert sich mit zunehmendem Lebensalter des Mannes. Dies kann zu erschwertem Wasserlassen, schwachem Harnstrahl sowie zu nachlassender Erektionsfähigkeit führen, wobei nicht jeder Mann davon betroffen ist. Die Prostata kann sich auch entzünden (Prostatitis), was zu vergleichbaren Beschwerden führt. Schmerzen entwickeln sich meist nur im akuten Entzündungsstadium, vor allem im Dammbereich.

▪ **Schmerzen der Prostata, die von der Harnröhre bis zum After ziehen**; häufiger Harndrang, Harnblase entleert sich nicht vollständig; **Brennen während und nach dem Wasserlassen; Harnwegsentzündung durch Blasenkatheter**; Nachträufeln infolge einer Prostataoperation; **Sie fühlen sich emotional verletzt**, sind sehr empfindsam ➖ Kälte; morgens; nach emotionalen Ereignissen (Kummer, Ärger, Entrüstung) ➕ in Ruhe	**Staphisagria D12 B**
▪ **Häufiger Harndrang mit schwachem, immer wieder unterbrochenen Harnstrahl**; häufiges nächtliches Wasserlassen; **ständiges Nachträufeln nach dem Wasserlassen sowie infolge einer Prostataoperation**, auch wenn diese längere Zeit zurückliegt; Neigung zu Restharn und zu Harnwegsentzündungen; sexuelles Verlangen ohne Erektion; Impotenz; **Sie ziehen sich emotional zurück, schotten sich ab, grübeln, nichts interessiert Sie mehr** ➖ Kälte; nachts; Anstrengung ➕ Wärme **Bewährt bei:** altersbedingtem Prostataleiden	**Conium maculatum D6 C**
▪ Prostatavergrößerung mit häufigem Harndrang; Brennen während des Wasserlassens; **unwillkürlicher Urinabgang beim Gehen; brennende und stechende Schmerzen im Hoden und am Damm**, besonders bei angeregter Darmtätigkeit; **nervös-gereizt bis cholerisch:** »über das Ziel hinausschießend« ➖ Kälte; morgens ➕ Wärme **Bewährt bei:** anhaltender Prostataentzündung (Prostatitis)	**Magnesium jodatum D6 F**

▪ Wiederkehrende Entzündungen an Harnwegen und Prostata, auch infolge einer Operation; **brennende Schmerzen hinter dem Schambein beim Wasserlassen**; ständiger Harndrang oder erschwertes Wasserlassen; **schleimig durchsetzter Urin** − Kälte; nach dem Wasserlassen + Wärme	**Populus** D3 C

Psoriasis vulgaris → Schuppenflechte (Seite 112)

Raynaud-Syndrom → Durchblutungsstörungen (Seite 47)

Refluxösophagitis → Magenkrankheiten (Seite 81)

Reizblase

Bei einer Reizblase kommt es infolge einer anhaltenden Reizung durch Kälte und Nässe sowie emotionaler Ereignisse und Belastungen zu Harndrang und gehäuftem, auch schmerzhaftem Wasserlassen, wobei meist nur kleine Mengen abgehen. Im Gegensatz zur akuten Harnblasenentzündung sind hier keine Erreger im Spiel.

siehe auch Harnwegsinfekte (Seite 60), Prostataleiden (Seite 95)

▪ **Aufregungen und bevorstehende Ereignisse führen zu ständigem Harndrang** und häufigem Wasserlassen meist kleiner Mengen; Schneiden in der Harnröhre; geteilter Harnstrahl; Durchfälle; **geblähter Bauch**; nagende, krampfartige Magenschmerzen, die in alle Richtungen ausstrahlen; **großes Verlangen nach Süßigkeiten, was die Magenbeschwerden verstärkt;** nervös, unruhig und hektisch; Sie können sich nicht in engen Räumen aufhalten; Zukunftsängste; schlechter Schlaf mit Albträumen − Wärme; nachts; Enge + Kühle; im Freien	**Argentum nitricum** D12 B

P R

▪ Ständiger Harndrang; **permanentes Gefühl, die Harnblase sei voll**; Sie können den Urin nicht lange halten; **Neigung zu kalten Füßen**; verfroren; rasch erschöpft und gereizt; Infektneigung; **häufiger Wechsel der Gesichtsfarbe von rot nach blass,** wobei die Haut »durchsichtig« wirkt; blasse Lippen − Überanstrengung; nachts; Wärme + Ruhe **Bewährt bei:** unfreiwilliger Harnentleerung bei Bewegung	**Ferrum metallicum D12 B**
▪ **Plötzlich einsetzender, heftiger Harndrang, sodass Sie die Toilette kaum erreichen**; einige Urintropfen gehen oft schon vorher ab; Brennen beim Wasserlassen oder Missempfindungen wie Drücken oder Ziehen; Gefühl als seien Blase und Harnröhre ständig gereizt − nachts + Wärme **Bewährt bei:** schmerzhaften Folgen von einer Operation oder Entbindung	**Petroselinum D6 C**
▪ **Sobald es kühl und nass ist, meldet sich die Harnblase mit Harndrang, häufigem Wasserlassen kleiner Mengen**; die Beschwerden steigern sich oft bis zu **schmerzhaftem Brennen beim Wasserlassen** und einer akuten Blasen- und Harnwegsentzündung; sehr kälteempfindlich; Erkältungsneigung; schmerzende Muskelverhärtungen und -steife (Hexenschuss) − Kälte, Nässe, Wetterwechsel + Wärme **Bewährt bei:** Beschwerden infolge nassen kühlen Wetters	**Dulcamara D6 C**

Reizdarm-Syndrom

! Um schwerwiegende Erkrankungen auszuschließen, sollte bei anhaltenden Beschwerden unbedingt ein Arzt aufgesucht werden. Darüber hinaus helfen die folgenden homöopathischen Mittel.

Bei einem Reizdarm-Syndrom ist die Bewegung des Darmes gestört und die Schleimhäute reagieren empfindlich auf Nahrungsmittel. Oftmals ist auch die Darmflora krankhaft verändert. Meist bestehen keine organischen Ursachen. Stress und dauerhafte Überforderung gelten als Hauptauslöser der Beschwerden.

siehe auch Darmentzündung (Seite 36), Divertikulose (Seite 45)

▪ **Immer wieder weicher Stuhl wie Brei oder auch Durchfall, oft mit Schleim vermengt;** Abgang von Blähungen, oft im Wechsel mit Verstopfung ohne Stuhldrang, dann wieder normal geformter Stuhl; häufiges Aufstoßen; Übelkeit − Nikotingenuss + Nahrungsverzicht **Bewährt bei:** Sanierung und Stabilisierung der Darmflora sowie zur Entgiftung und Entschlackung des Organismus	Okoubaka D3 C
▪ **Aufregungen und bevorstehende Ereignisse führen zu Durchfällen und häufigem Wasserlassen;** hastiges Essen, wobei viel Luft geschluckt wird; explosionsartiges, lautes Aufstoßen, geblähter Bauch; nagende, krampfartige Magenschmerzen, die in alle Richtungen ausstrahlen; **großes Verlangen nach Süßigkeiten, was die Magenbeschwerden verstärkt;** nervös, unruhig und hektisch; **Zukunftsängste;** schlechter Schlaf mit Albträumen − Wärme; nachts; in engen Räumen + Kühle; im Freien	Argentum nitricum D12 B

Reizmagen-Syndrom → Magenkrankheiten (Seite 81)

Restless-legs-Syndrom (unruhige Beine)

Bei diesem Krankheitsbild steht die Unruhe der Beine im Mittelpunkt, oftmals verbunden mit Missempfindungen wie Kribbeln und Ameisenlaufen sowie mit Schmerzen in den Beinen und Gefühlsstörungen der Fußsohlen. Als mögliche Ursache wird eine Störung des Dopamin-

Stoffwechsels angenommen, einem Botenstoff im Gehirn, welcher für die Nervenleitungen zuständig ist.

Hinweis: Als unterstützende Maßnahme, neben der Homöopathie, bewährt sich die Einreibung der Beine mit **Cuprum-metallicum-praeparatum-Öl®** (Kupferöl aus der Apotheke).

▪ **Die Beine sind ständig in Bewegung, vor allem nachts; spontanes Zucken einzelner Muskelgruppen**; unruhiger, immer wieder unterbrochener Schlaf mit schlechten Träumen, Zähneknirschen; nächtliches Aufschrecken; **tagsüber große Müdigkeit**; innere Unruhe und Anspannung; **ausgeprägte Geräusch- und Berührungsempfindlichkeit** − Alkohol; Anstrengung + Ingangkommen von Ausscheidungen; Bewegung	**Zincum metallicum D12 B**
▪ Taubheitsgefühl; **Missempfindungen wie Kribbeln und Brennen, was sich bis zu schmerzhaftem Empfinden steigern kann: wie von Nadeln gestochen**; weißlich-bläuliche Verfärbung der Haut, oft auch Kältegefühl; **Hände und Füße fühlen sich meist eiskalt an** − Bewegung; Berührung + Ruhe	**Secale cornutum D6 C**
▪ **Immer wieder stechende oder einschießende Schmerzen mit Missempfindungen und Taubheitsgefühl**; große Berührungsempfindlichkeit; oft auch Schwächegefühl in den Beinen mit Gangunsicherheit; deutliche Schmerzzunahme bei Wetterwechsel − Kälte; Berührung + Ruhe	**Hypericum D6 C**

Hinweis: Hypericum kann auch im dreiwöchigen Wechsel mit einem der anderen Mittel eingenommen werden, wenn die individuelle Symptomatik dies nahelegt.

Rheuma

→ Arthritis und Arthrose (Seite 23 und 24)

Rosacea, Couperose

Die Rosacea wird aufgrund ihres Aussehens auch als Kupferfinnen bezeichnet und zeigt sich in Form einer fleckigen Rötung mit Hautschuppen sowie mit fettiger und entzündeter Haut im Gesichtsbereich. Die Ursache ist weitgehend unklar, vermutet wird eine Regulationsstörung der Gefäßversorgung des Gesichts. Dabei ist die Couperose das Frühstadium mit den typischen geplatzten Blutgefäßen im Gesicht (»Gesichtsreiser«) und der anhaltenden Hautrötung. Die Hautveränderungen können im Zusammenhang mit Funktionsstörungen der Verdauungsorgane oder des Herz-Kreislauf-Systems auftreten. Kaffee, schwarzer Tee, Alkohol, scharfe Gewürze und direkte Sonne können das Hautbild verschlechtern.

▪ **Rötliches Gesicht, durchzogen mit sichtbar bläulichen Blutgefäßen, vor allem über den Wangen;** oft wirkt das Gesicht wie aufgedunsen; **Blutandrang zum Kopf mit Hitzegefühl;** Kopfschmerzen; Schwindel; Ohrensausen und Nasenbluten; oft auch geschwollene Beine mit deutlich sichtbaren Krampfadern − Berührung; Bewegung + Ruhe **Bewährt bei:** Rosacea aufgrund einer Herz-Kreislauf-Schwäche	Arnica D12 B
▪ **Bläuliche Verfärbung von Gesichtshaut, Lippen und Fingernägeln;** oft auch Atembeschwerden mit hörbarem Geräusch beim Ausatmen; ständiges Räuspern und Husten mit Verschleimung; **Atemnot selbst bei leichter Anstrengung;** Völlegefühl, häufiges Aufstoßen, auch Sodbrennen; **sehr übel riechende, heftige Blähungen;** krampfartige oder zusammenschnürende Schmerzen, die in die Brust oder zum Rücken ausstrahlen; Druckgefühl am Herzen, oft auch Kreislaufschwäche − nach dem Essen; warmer Raum + Aufstoßen, Abgang von Blähungen; Luft **Bewährt bei:** Rosacea im Verbund mit Verdauungsbeschwerden	Carbo vegetabilis D12 B

▪ **Rotes, verschwitztes Gesicht, oft auch rot geränderte Augen; unangenehmer Mund- und Körpergeruch;** übel riechender Schweiß bei Anstrengung und nachts; **schmutzig und unrein wirkende großporige Haut;** Neigung zu schlecht heilenden Entzündungen mit dunkelrotem Hof, die immer wieder eitern; große, schwer entfernbare Mitesser bei trockenschuppender oder fettiger Haut; **heftiges Hautjucken,** vermehrt abends und nachts; **Waschen und Baden verschlechtern den Hautzustand;** Stoffwechselstörung, oft auch Übergewicht; wechselhafter Stuhlgang mit Blähungen und Durchfall; alle Ausscheidungen sind übel riechend (Urin, Stuhlgang, Schweiß, Periodenblutung); allgemeines Hitzegefühl, auch mit brennenden Empfindungen an den Füßen mit Verlangen nach Abkühlung (kaltes Wasser); Schwächegefühl um elf Uhr vormittags − morgens; (Bett-)Wärme + Abkühlung **Bewährt bei:** unreiner, trockener Haut, deren Zustand sich durch Wärme und Waschen verschlechtert	Sulfur D12 A

Hinweis: Sollten sich die Beschwerden zunächst verschlimmern – insbesondere im Bereich der Haut –, das Mittel absetzen.

Rückenschmerzen

! Rückenschmerzen können sowohl durch körperliche wie auch durch seelische Überlastung verursacht sein. Die reflektorische Muskelverspannung verstärkt den Schmerz, der seinerseits die Muskulatur vermehrt anspannt. Da die Muskulatur über Sehnen und Bänder mit Knochen und Gelenken verbunden ist, kommt es zu einem ausgeprägten oft chronischen Schmerzzustand. Bei anhaltenden Rückenschmerzen, die sich durch Homöopathie nicht bessern, einen Arzt aufsuchen!

siehe auch Bandscheibenvorfall (Seite 28), Osteoporose (Seite 93), Spinalkanalstenose (Seite 117)

Allgemein bewährt

▪ **Die gesamte Rückenmuskulatur ist schmerzhaft verspannt, oft verbunden mit Spannungskopfschmerzen**; Schmerzen im Nacken-Schulterbereich; brettharte Muskeln; Sie können sich im Bett kaum umdrehen vor Schmerzen; starke innere Anspannung; **gestresst und überfordert**; Folge ungesunder Lebensweise: Sie sind ein Workaholic − morgens; Kälte; Bewegung + Wärme **Bewährt bei:** Begleitbehandlung in der Schmerztherapie, um die Nebenwirkungen chemisch-synthetischer Schmerzmittel zu reduzieren	**Nux vomica D6 C**
▪ Der gesamte Rücken schmerzt und ist verspannt; **stark eingeschränkte Bewegung; Folge von Osteoporose oder Abnutzung der Bandscheiben**; schmerzhaft eingeschränkte Gelenkbeweglichkeit aufgrund der bestehenden Verschleißerscheinungen − abends; längeres Stehen + Wärme **Bewährt bei:** degenerativen Bandscheibenbeschwerden und Osteoporose	**Paloondo D6 C**

Schmerzen in der Halswirbelsäule

▪ Rheumatische Beschwerden: die Halswirbelsäule ist wie verrenkt, die Schmerzen erfassen den gesamten Nacken- und Schulterbereich, können bis zu den Fingern ausstrahlen; Gefühl von Eiseskälte zwischen den Schulterblättern; steifer Hals; Kopf auf eine Seite gezogen (Torticollis); **migräneartige Kopfschmerzen bei schmerzhaft verspannter Nackenmuskulatur** − Kälte; Bewegung + Wärme **Bewährt bei:** Verschleißerscheinungen der Halswirbelsäule	**Lachnanthes D6 C**

R

Kreuzschmerzen

▪ Die Lendenwirbelsäule ist am meisten betroffen: **anhaltende Kreuzschmerzen, mitunter ausstrahlend in die gesamte Wirbelsäule und in die Beine**; die Schmerzen setzen sich im Kreuz-Darmbein-Gelenk (Ileo-Sacral-Gelenk) fest, gefolgt von Bewegungseinschränkung; **Venenbeschwerden mit Schweregefühl in den Beinen**; schmerzhafte Hämorrhoiden − morgens; mangelnde Bewegung + frische Luft **Bewährt bei:** Kreuzschmerzen in der Schwangerschaft	**Aesculus** D6 C

Schilddrüsenerkrankungen

! Die Homöopathie kann chemische Schilddrüsenpräparate nicht ersetzen! Eine Begleitbehandlung ist dennoch sinnvoll, nicht zuletzt, um die Verträglichkeit dieser Präparate zu steigern und das Allgemeinbefinden dauerhaft zu verbessern.

Die Schilddrüsenhormone sind für den Energiehaushalt des Menschen lebensnotwendig. Dabei spielt Jod eine entscheidende Rolle, es wird für die Hormonproduktion benötigt. Fehlt dieses Spurenelement, dann entsteht ein Kropf. Unabhängig davon kann sich eine Schilddrüsenüberfunktion entwickeln, deren Ursache häufig nicht bekannt ist. Damit verbunden ist oft eine Schilddrüsenentzündung (Thyreoiditis): die Basedow-Krankheit. Sie zählt zu den Autoimmunkrankheiten. Eine andere Form der Schilddrüsenentzündung ist die Hashimoto-Thyreoiditis, die wiederum zur Unterfunktion der Schilddrüse führen kann. Weitere Ursachen für mangelnde Schilddrüsenproduktion sind oft hormonelle Störungen.

Hinweis: Bei einer Schilddrüsenentzündung ist die Anwendung homöopathischer Mittel grundsätzlich möglich und sinnvoll, da sie die Abwehrkräfte regulieren. Die Auswahl des entsprechenden Arzneimittels orientiert sich danach, ob eine Über- oder eine Unterfunktion der Schilddrüse besteht sowie nach den jeweiligen individuellen Symptomen.

Schilddrüsenüberfunktion (Hyperthyreose)

▪ Vergrößerte Schilddrüse, auch Kropfbildung; **Beengung und Druckgefühl am Hals; subjektives Empfinden von Schluckbeschwerden;** innerliche Anspannung; Sie fühlen sich wie gejagt, kommen nicht zur Ruhe; **auch Herzjagen und Schweißausbrüche;** migräneartige Kopfschmerzen mit Sehstörungen; rechtsseitige Bauchbeschwerden, auch Sodbrennen; gelblich gefärbter, oft weicher Stuhl; rheumatische Schmerzen meist am rechten Arm und Bein; starkes Hautjucken (an Kopf und Bauch), oft mit trockenem Hautausschlag	**Flor de Piedra D12 B**
Hinweis: Flor de Piedra D6 bei Schilddrüsenunterfunktion	
▪ **Druckgefühl an der (meist) vergrößerten, oft auch knotigen Schilddrüse;** trotz üppigen Essens kaum Gewichtszunahme; zarter Körperbau; hektisches Verhalten; immer schwitzig; Unverträglichkeit von Wärme; **allgemeine Bindegewebsschwäche;** Rückenschmerzen, auch beim Heben und Tragen selbst leichter Gegenständen; **überstreckbare Gelenke, die leicht »auskugeln«;** Venenschwäche mit schmerzhaften, auch geschwollenen Beinen; beginnende Krampfadern; **frühzeitige Fältchenbildung** + Wärme	**Calcium fluoratum D12 B**
▪ **Ständiges Verlangen zu essen ohne Gewichtszunahme; unstillbarer Durst; anhaltendes Hitzegefühl;** Schweißneigung; oft feuchtkalte Hände und Füße, dabei starker Achselschweiß; Neigung zu unreiner Haut mit Entzündungen, die sich abkapseln; unangenehmes Herzklopfen, was als schnell und unregelmäßig empfunden wird; innerliche Unruhe: **Sie fühlen sich getrieben, können aus nichtigem Anlass sehr impulsiv und wortgewaltig werden** – Fasten; Wärme + Essen; Bewegung; Abkühlung	**Jodium D12 B**

S

Hinweis: Verstärken sich die Beschwerden unter der Einnahme von Jodium, sollten Sie das Mittel sofort absetzen und nach dreitägiger Pause nur noch einmal täglich fünf Globuli einnehmen.

▪ Druckgefühl an der meist vergrößerten Schilddrüse; deutlich hervortretende, entzündete, brennende Augen; **auffallender Wechsel der Gesichtsfarbe von hektischer Röte zu fahler Blässe**; starkes Herzklopfen mit Gefühl von Blutwallungen; rasche Erschöpfung; häufig sehr emotionale Reaktion mit Ruhelosigkeit und sprunghaftem Verhalten; bei Frauen besteht oft ein Zusammenhang mit Hormonstörungen, unregelmäßigem Zyklus oder Myomen − nachts; Wärme; Ruhe + Bewegung	**Ferrum jodatum** D12 **B**
▪ **Immer wieder heftiges Herzklopfen**; zu schneller oder zu langsamer Puls, auch mit Aussetzern; Gefühl als sei der Puls unregelmäßig; **Druckgefühl über dem Brustbereich wie zusammengeschnürt**; Schwindelanfälle; Schmerzen vom Hinterkopf ausgehend, bis in Schläfen und Augen ausstrahlend − Kälte; im Liegen + körperliche Anstrengung	**Adonis vernalis** D6 **C**

Schilddrüsenunterfunktion (Hypothyreose)

▪ Mangelnde Hormonproduktion der Schilddrüse, oft auch der Eierstöcke; **verlangsamter Stoffwechsel, verbunden mit gestörtem Blutzucker- und Fettstoffwechsel; Übergewicht;** Verdauungsschwäche mit krampfartigen Magenschmerzen; übel riechende Blähungen und meist hartnäckige Verstopfung mit knotigem Stuhl; unregelmäßige oder ausbleibende Periodenblutung; wenig Ausdauer; gedrückte Stimmung; **verfroren trotz Wärme** − nach dem Schlaf, morgens + frische Luft	**Graphites** D12 **B**

▪ Vergrößerte, druckempfindliche Schilddrüse; Kropfbildung; anhaltendes Hungergefühl; deutliches Übergewicht; Neigung zu hartnäckiger Verstopfung; **häufige Kopfschmerzen mit dem Gefühl, die Stirn würde durch einen Ring zusammengeschnürt**	**Fucus vesiculosus D4 C**
▪ Vergrößerte Schilddrüse, auch Kropfbildung; **Beengung und Druckgefühl am Hals; subjektives Empfinden von Schluckbeschwerden**; innerliche Anspannung; Sie fühlen sich wie gejagt, kommen nicht zur Ruhe; **auch Herzjagen und Schweißausbrüche**; migräneartige Kopfschmerzen mit Sehstörungen; rechtsseitige Bauchbeschwerden, auch Sodbrennen; gelblich gefärbter, oft weicher Stuhl; rheumatische Schmerzen meist am rechten Arm und Bein; starkes Hautjucken (an Kopf und Bauch), oft mit trockenem Hautausschlag	**Flor de Piedra D6 C**

Hinweis: Flor de Piedra D12 bei Schilddrüsenüberfunktion

Schilddrüsenentzündung (Hashimoto-Thyreoiditis)

▪ **Vergrößerte Schilddrüse**; Gefühl, mit der Schilddrüse »stimme etwas nicht«; allgemeines Unwohlsein; reichliche gelbe Absonderungen; Erkältungsneigung **in der Kindheit und Jugend häufig Halsschmerzen mit stark vergrößerten Mandeln und Nasenpolypen** − Wärme + nach dem Essen **Bewährt bei:** vergrößerter Schilddrüse in der Pubertät, begleitet von starkem Schweiß	**Calcium jodatum D6 F**
▪ **Vergrößerte Schilddrüse, oft auch nur an einzelnen Stellen**; druckempfindlicher Hals; mitunter geschwollene Lymphknoten im Halsbereich; Neigung zu Myomen − Berührung	**Lapis albus D6 F**

▪ Oft nur leichtes Druckgefühl am Hals, vergrößerte Schilddrüse; **bei Berührung fühlt sich die Haut wie wund an**; schmerzhafte Muskeln: wie zerschlagen; geschwollene Drüsen und Lymphknoten; Neigung zu entzündeten Mandeln − Kälte; Bewegung + Wärme	**Badiaga D6 C**

Hinweis: Badiaga D12 B ist ein bewährtes Mittel bei der Basedow-Krankheit (Seite 104).

Schlafstörungen

Schlafstörungen können seelische und körperliche Ursachen haben, auch das Schlafbedürfnis ist sehr individuell. Wichtig ist ein abendliches Schlafritual. Nicht gerade schlafférdernd sind zu spätes und schweres Essen, Reizüberflutung und ein zu warmes Schlafzimmer. Dagegen wirkt die Homöopathie regulierend und beruhigend.

Hinweis: Besonders empfehlenswert ist die erste Einnahme des entsprechenden Mittels etwa eine halbe Stunde vor dem Zubettgehen. Bei Bedarf können Sie das gleiche Mittel bei nächtlichem Erwachen erneut nehmen.

▪ **Bedingt durch Schlafmangel, unzureichenden Schlaf oder Jetlag tagsüber häufig müde: Sie müssen ständig gähnen, können trotzdem nicht einschlafen**; mangelnde Leistungsfähigkeit und Erschöpfung, gereizte Stimmung; sehr geräuschempfindlich; der Kopf ist wie leer; Ohrgeräusche; Übelkeit sowie Kopfweh und Schwindelanfälle, oft mit Schweißausbrüchen; Zucken der Augenlider; bereits der Geruch von Speisen erzeugt Übelkeit − Bewegung; Schlafentzug + Ruhephasen **Bewährt bei:** Schlafstörungen in Pflegeberufen mit Schichtdienst oder auch durch die Versorgung kranker Angehöriger	**Cocculus D12 A / B**

▪ Schlechter Schlaf; **Furcht im Dunkeln und bei Gewitter**; Angst vor dem Alleinsein; **ausgeprägte Phantasie**: Sie sehen überall »Gespenster«, leiden unter Vorahnungen; Zusammenzucken beim geringsten Geräusch; **nervös, die innere Unruhe ist spürbar**; starker Bewegungsdrang; Aufregung − abends, nachts; emotionale Ereignisse + kurze Ruhephasen	**Phosphorus D12 A / B**
▪ **Erschwertes Ein- und Durchschlafen trotz Erschöpfung**; unruhiger Schlaf mit heftigen Albträumen; **Schlafstörungen infolge seelischer Ereignisse oder nach Krankheit**; pessimistische Grundstimmung; körperliche Unruhe; anfallsweise migräneartige Kopfschmerzen; schmerzende Augen; saures Aufstoßen; häufiges Wasserlassen − Sinneseindrücke + Ruhe	**Scutellaria lateriflora D6 A / B**
▪ **Sie finden keinen Schlaf; innere Unruhe; häufiges nächtliches Erwachen: Sie liegen längere Zeit wach**; oberflächlicher Schlaf; Albträume; nächtliche Hustenanfälle; **tagsüber oft heftige Kopfschmerzen, so als würde die Schädeldecke weggesprengt**; schmerzhafte Muskeln; Blähungen und Völlegefühl nach dem Essen	**Passiflora incarnata D3 A / B**

Hinweis: Das Mittel bewährt sich zur Reduzierung chemischer Schlafmittel (längerfristig!).

▪ **Urplötzliches Aufschrecken in der Nacht mit heftigem Herzklopfen, panischer Angst und starker innerer Unruhe**; die Beschwerden schaukeln sich immer mehr auf; negative Erlebnisse tauchen immer wieder vor dem geistigen Auge auf − nachts + Schweißausbruch **Bewährt bei:** angstbesetzten Herzrhythmusstörungen und Herzklopfen	**Aconitum D12 A / B**

S

▪ **Schlafstörungen wegen ständigen Gedankenzustroms;** Schweißausbrüche; lautes Herzpochen, Sie wälzen sich im Bett; Folge aktueller Ereignisse; tagsüber voller Ideen und Pläne, die nicht umgesetzt werden, dabei »nerviges« Verhalten; migräneartige Kopfschmerzen, oft auch Nervenschmerzen − nachts; Gefühlsregungen + Hinlegen	Coffea D12 A / B

Schlaganfall (Folgen)

! Der akute Schlaganfall (Apoplex oder ischämischer Insult) mit den typischen Zeichen von Lähmungen und Sprachstörungen ist ein Notfall (Notarzt!) und muss sofort intensivmedizinisch behandelt werden – jede Minute zählt!

Nach erfolgter Stabilisierung wird eine Rehabilitationsmaßnahme (»Kur«) durchgeführt, um die eventuell verloren gegangenen Körperfunktionen neu zu erlernen; dabei kann die Homöopathie auch längerfristig zur Unterstützung eingesetzt werden.
Neben dem eigentlichen Schlaganfall gibt es auch kurzfristige Durchblutungsstörungen, ischämische transitorische Attacken, kurz TIA genannt. Diese hinterlassen in der Regel keine bleibenden Beeinträchtigungen, müssen aber ernst genommen werden, da sie als Vorboten eines Schlaganfalls gelten.

Hinweis: Risikofaktoren für einen Schlaganfall sind vor allem Rauchen, Übergewicht und dauerhafter Bewegungsmangel. Besonders gefährlich ist die Kombination aus Rauchen und Pille – auch bei jüngeren Frauen.

▪ **Sprach- und Wortfindungsstörungen;** gestörtes Erinnerungsvermögen; weinerliche Stimmung; depressiv und apathisch; **lang bestehende Herzschwäche,** auch mit unregelmäßigem Puls und Engegefühl in der Brust − am Abend, morgens + Ruhe **Bewährt bei:** Lähmungen der rechten Körperseite	Crotalus horridus D12 B

▪ Erschwertes Sprechen und Lähmungserscheinungen (Gesicht, Arme, Beine); **Kopfschmerzen, Schwindel, Ohrensausen und Nasenbluten; rötliches Gesicht, durchzogen mit sichtbar bläulichen Blutgefäßen**; aufgedunsen wirkendes Gesicht; Blutandrang zum Kopf mit Hitzegefühl; Neigung zu Übergewicht; ausgeprägte Muskulatur; **Abneigung gegen jegliche Behandlung** − Berührung; Bewegung + Ruhe **Bewährt bei:** Nachbehandlung von Herzinfarkt und Schlaganfall	Arnica D12 **B**

Hinweis: nach dreiwöchiger Einnahme kann je nach Beschwerden auf ein anderes Mittel gewechselt werden.

▪ **Hängendes Augenlid mit unvollständigem Lidschluss**; mangelnde Befeuchtung des Auges; Taubheitsgefühl im betroffenen Gesichtsbereich, auch mit Lähmung: **hängende Gesichtshälfte, schlaffer Mundwinkel, sodass Speichel herausläuft**; Nervenschmerzen und -Lähmungen; gedrückte, melancholische Stimmung; emotional übersensibel; ausgeprägtes Mitleid; wie gelähmt vor Kummer; **ausgeprägter Gerechtigkeitssinn** − Kälte, Zugluft + Wärme **Bewährt bei:** Gesichtslähmung	Causticum D12 **B**
▪ **Schlaffe oder stark angespannte Muskulatur auf einer Körperseite als Zeichen einer Halbseitenlähmung; ständiges Zucken einzelner Muskelgruppen; die Beine sind permanent in Bewegung, vor allem nachts**; unruhiger, immer wieder unterbrochener Schlaf; schlechte Träume; Zähneknirschen; nächtliches Aufschrecken mit Schreien, deshalb tagsüber große Müdigkeit; allgemeine Erschöpfung und Abgeschlagenheit; innere Unruhe und Anspannung; **ausgeprägte Geräuschempfindlichkeit** − Alkohol; Anstrengung + Ausscheidungen; Bewegung	Zincum metallicum D12 **B**

Schüttellähmung → Parkinson-Krankheit (Seite 94)

Schuppenflechte (Psoriasis vulgaris)

Die Schuppenflechte ist eine genetisch bedingte chronische Hauterkrankung. Ihr Ausbruch hängt jedoch von äußeren Faktoren wie Ernährung und Lebensstil ab. Daneben spielt auch die seelische Situation eine Rolle. Die Verläufe der Schuppenflechte sind sehr unterschiedlich: von geringem Befall an Kopf, Ellbogen und Knien bis zum Befall der gesamten Hautfläche. Treten im Zusammenhang mit der Schuppenflechte auch Gelenkentzündungen auf, spricht man von einer Pso-Arthritis (siehe Arhritis, Seite 23).

Hinweis: Nehmen Sie Ihr passendes Mittel über mehrere Monate ein und legen Sie jeweils nach drei Wochen eine einwöchige Pause ein. Zur unterstützenden äußerlichen Behandlung bewährt sich **Mahonia aquifolium** als Creme oder Salbe (Rubisan-Creme® und -Salbe®) – erhältlich in der Apotheke.

▪ **Entzündete, stark schuppende Haut, oft hell glänzend**; Befall behaarter Körperteile; Juckreiz, wobei die Haut nach dem Kratzen blutet; anhaltend trockene, abschilfernde Haut; unreine Haut; verschlossene (»Mitesser«), entzündete Talgdrüsen **+** Ausscheidungen aller Art	**Mahonia aquifolium D3 F**
▪ **Bläschenartiger Ausschlag mit schuppigem Belag wie starke Hornhaut**; juckende, oft rissige und schrundige Haut, vor allem an Händen und Füßen sowie an Ellbogen und Knien; **bräunlich verfärbte und verdickte Nägel**, die sich längs spalten (Tüpfelnägel) oder/und stark verhornt sind; Völlegefühl, Sodbrennen und Übelkeit; auffallend dick-weiß belegte Zunge; Neigung zu Übergewicht und Stoffwechselstörungen mit erhöhten Harnsäurewerten (Gicht); zahlreiche Verdauungsstörungen **–** saure Speisen, Wein **+** Ruhe; frische Luft	**Antimonium crudum (Stibium sulfuratum nigrum) D12 B**

▪ **Trockene, verdickte und stark gerötete Hautstellen; ausgeprägte Schuppung mit starkem Juckreiz;** kreisrunde, abgezirkelte Hautflächen am Körperstamm sowie an Armen und Beinen; Befall der Anal- und Genitalregion	**Hydrocotyle asiatica D6 C**

Schwermetallbelastung

! Zahnfüllungen mit Amalgam oder Palladium sowie anderen Schwermetallen können chronische Beschwerden auslösen, und zwar sowohl körperlich als auch seelisch. Werden die Füllungen im Rahmen einer Zahnsanierung entfernt, muss unbedingt eine Ausleitung der Schwermetallbelastung erfolgen. Auch wenn die Füllungen bereits vor längerer Zeit entfernt wurden, damals jedoch keine Ausleitung erfolgte, sollte diese unbedingt nachgeholt werden – besser spät als nie.

Vor und während der Zahnsanierung

▪ **Anregung der Ausscheidungsfunktion von Leber, Galle und Nieren;** reguliert den Säure-Basen-Haushalt sowie den Harnsäure-Stoffwechsel; beugt Grieß- und Steinbildung vor − Bewegung + Ausscheidung	**Berberis vulgaris D6 C**

Hinweis: Bei geplanter Zahnsanierung zwei bis drei Wochen vorher mit der Einnahme beginnen; Berberis vulgaris kann kombiniert werden mit **Solidago D3 C** (ein Mittel vor, das andere nach dem Essen einnehmen). Beide Mittel bewähren sich auch während einer Fastenkur zur Intensivierung der Ausscheidung.

▪ **Zur Unterstützung der Schwermetallausleitung** (während der Dauer der Zahnsanierung)	**Allium ursinum (Bärlauch) Urtinktur H**
▪ **Wenn die Zahnsanierung schon längere Zeit zurückliegt** wie auch zur allgemeinen Ausleitung und Entgiftung	**Imperatoria (Meisterwurz) Urtinktur H**

S

Hinweis: Zusätzlich zur entsprechenden Urtinktur muss ein homöopathisches Mittel eingenommen werden, das die Ausscheidungsorgane unterstützt, beispielsweise **Berberis vulgaris.**

Nach der Zahnsanierung

Nach Entfernung der Füllungen wird das entsprechende Ausgangsmaterial (Amalgam oder Palladium) in homöopathischer Potenz (Nosode) zur beschleunigten Ausleitung eingenommen.

▪ **Silberamalgamfüllungen**	Silberamalgam D30 I
▪ **Palladiumfüllungen**	Palladium D30 I

Hinweis: In jedem Fall muss zusätzlich eines der beiden untenstehenden Mittel eingenommen werden.

▪ **Während und nach einer Amalgamentfernung;** Beschwerden vor allem im Magen-Darm-Bereich mit Übelkeit, Brechreiz oder Erbrechen; meist ausgeprägte Verstopfung − Kälte, morgens + Wärme **Bewährt bei:** zu viel Reiz- und Arzneimitteln und damit auch bei Schwermetallbelastung	Nux vomica D6 C
▪ **Auffallender Zungenbelag,** oft mit Mundgeruch; Völlegefühl; **wechselhafter Stuhlgang mit vielen Blähungen;** anhaltende Schwellung und Blutungsneigung des Zahnfleisches, auch mit Taschenbildung − Nikotin, Fast Food + gesunde Ernährung, Fasten **Bewährt bei:** Sanierung der Darmflora sowie zur Entgiftung und Entschlackung	Okoubaka D3 C

Hinweis: Kommt es unter einer Ausleitungsbehandlung zu vermehrten Verdauungsbeschwerden, dann muss Nux vomica abgesetzt und stattdessen **Okoubaka** gegeben werden (Therapie über mehrere Monate erforderlich).

▪ **Überempfindlich, übervorsichtig, ängstlich, von Zukunftsängsten geplagt**; mutlos angesichts jeder Aufgabe; hektisch und unruhig mit nervlicher Überreizung; Erwartungsspannung; splitterartige Schmerzen; Schwindelgefühl in geringer Höhe; **Emotionales führt zu häufigem Wasserlassen und Durchfall** – nachts; enge Räume + Liegen auf der linken Seite **Bewährt bei:** Verdauungsbeschwerden mit heftigen Blähungen nach Zuckergenuss	Argentum nitricum D12 B

Hinweis: In den Legierungen der Zahnfüllungen sind häufig auch Silberanteile, sodass es zu psychisch-neurologischen Symptomen kommen kann. In diesem Fall unterstützt **Argentum nitricum** ebenfalls die Ausleitung.

▪ **Folgen von (langjähriger) Schwermetallbelastung**; auch bei Impfunverträglichkeit: immer wieder Hautentzündungen, akneähnlicher Ausschlag oder Neurodermitis; **ständig erneut aufflammende Zahnfleischentzündungen, Aphthen und Lippenherpes**; allergische Erkrankungen mit Fließschnupfen und Augentränen; mangelnde Leistungsfähigkeit – körperliche Anstrengung + Ruhephasen, nach dem Schlaf **Bewährt bei:** länger zurückliegender Zahnsanierung ohne gezielte Ausleitung	Propolis D12 B

Schwindel, Morbus Menière

Ist das Gleichgewicht gestört, kommt es zu Schwindelanfällen. Dies kann unterschiedlichste Gründe haben wie Herz-Kreislauf-Erkrankungen, Stoffwechselstörungen oder Wirbelsäulenerkrankungen. Anfallsweise auftretender oder anhaltender Dreh- oder Schwankschwindel ist häufig auf eine Erkrankung des Innenohrs zurückzuführen. Daneben können auch emotionale Ereignisse mit Schwindel einhergehen.

Beim Morbus Menière (Menière'sche Erkrankung) tritt als Folge einer Irritation des Gleichgewichtsorgans zusätzlich zum Schwindel auch Übelkeit, Brechreiz und Erbrechen auf.

▪ **Schwindelattacken beim Schauen nach unten von der Höhe** (Brücke, Turm, Gebirge); Sie müssen sich festhalten, um das Gleichgewicht nicht zu verlieren, können im Flugzeug nicht am Fenster sitzen; **Schwindelanfälle, häufiges Wasserlassen und Durchfall infolge bevorstehender Ereignisse (Lampenfieber);** nervöses, unruhiges und hektisches Verhalten; Zukunftsängste ▬ Wärme; nachts; in engen Räumen ✚ Kühle; im Freien	**Argentum nitricum D12 B**
▪ **Schwarzwerden vor Augen; Schwindel und Kopfdruck infolge emotionaler Ereignisse;** langzeitige Überforderung, durchgemachte Erkrankung mit allgemeiner Schwäche; geistig und körperlich überanstrengt; unkonzentriert und überfordert; **Schweißausbrüche bei geringster Anstrengung** ▬ Kälte; Lärm; Anstrengung ✚ Wärme; Ruhe **Bewährt bei:** Erschöpfungssyndrom (Burnout)	**Acidum phosphoricum D12 B**
▪ **Starker Schwindel, auch mit Sehstörungen und Ohrensausen;** blasses Gesicht; der Körper fühlt sich eiskalt an mit kaltem, klebrigem Schweiß; **extreme Übelkeit** ▬ geringste Anstrengung, Bewegung ✚ frische Luft; Ruhe **Bewährt bei:** Kreislaufschwäche und Reiseübelkeit mit heftigem Erbrechen	**Tabacum D6 C**
▪ **Schwindel mit dem Gefühl, im Karussell zu sitzen, auch gefolgt von Übelkeit mit Brechreiz;** der Kopf ist wie leer; Ohrgeräusche; **die geringste Bewegung löst Übelkeit, Erbrechen und Schweißausbrüche aus,** auch beim Fahren, Fliegen oder auf dem Schiff (Reiseübelkeit), verursacht durch eine Störung des Gleichgewichtsorgans; Erschöpfung ▬ Bewegung; Schlafentzug ✚ Ruhephasen	**Cocculus D6 C**

▪ **Anfallsweise oder anhaltende Schwindelanfälle; heftiger Drehschwindel durch jegliche Lageänderung** (Hinlegen, Hinsetzen, Aufstehen); Zittern der Beine, Arme und Hände: Sie können alltägliche Gegenstände nicht mehr greifen und halten; **ausgeprägtes Schwächegefühl vor allem in Armen und Beinen**; verlangsamte Bewegungen; emotionaler Rückzug − Kälte; nachts; Anstrengung + Wärme	Conium maculatum D12 B

Sehnenscheidenentzündung → Weichteilrheuma (Seite 51)

→ Weichteilrheuma (Seite 51)

Speiseröhrenentzündung → Magenkrankheiten (Seite 81)

Spinalkanalstenose (Wirbelkanalverengung)

S

Bedingt durch Verschleißerscheinungen, beispielsweise durch Fehlhaltungen und den Rücken strapazierende Tätigkeiten, ist der Wirbelkanal eingeengt. Dies führt zur Beeinträchtigung des Gehvermögens und geht mit Schmerzen einher, da die Nervenbahnen gequetscht werden. Je nach Art der Beschwerden muss nicht zwangsläufig operiert werden. Die Homöopathie lässt sich mit der schulmedizinischen Therapie wirkungsvoll kombinieren.

Hinweis: Die beiden folgenden Mittel können jeweils drei Wochen lang über Monate eingenommen werden. Bei Besserung der Beschwerden ist eine mehrwöchige Pause einzulegen; während dieser Zeit können Sie **Hypericum** nehmen.

▪ **Taubheitsgefühl, Missempfindungen wie Kribbeln oder Brennen bis hin zu schmerzhaftem Empfinden: wie von Nadeln gestochen**; weißlich-bläuliche Verfärbung der Haut mit Kältegefühl; Hände und Füße fühlen sich eiskalt an − Bewegung; Berührung + Ruhe	Secale cornutum D6 C

▪ **Stechende Schmerzen in den Beinen nach kurzer Wegstrecke:** Sie müssen häufig stehenbleiben; **Kribbeln in den Beinen;** Engegefühl in der Brust, insbesondere durch körperliche Anstrengung; Magendrücken mit Aufstoßen, was die Herzenge verstärkt − Kälte; Anstrengung + Ruhepausen	Espeletia grandiflora D6 C
▪ **Immer wieder stechende oder einschießende Schmerzen mit Missempfindungen und Taubheitsgefühl,** große Berührungsempfindlichkeit; durch entzündliche Reizung bedingt (verengter Wirbelkanal); Schwäche in den Beinen mit Gangunsicherheit; deutliche Schmerzzunahme bei Wetterwechsel − Kälte; Berührung + Ruhe **Bewährt bei:** allen Arten von Nervenentzündungen und -verletzungen	Hypericum D6 C

Tierhaarallergie → Allergien, Unverträglichkeiten (Seite 20)

Tinnitus, Ohrgeräusche

! Da der Tinnitus umso besser behandelbar ist, je früher mit der Therapie begonnen wird, ist eine möglichst frühzeitige ärztliche Behandlung unabdingbar, unterstützt durch das passende homöopathische Mittel – je nach individueller Symptomatik.

Beim Tinnitus treten Ohrgeräusche auf, die nur der Betreffende selbst hört. Dabei gibt es vielfältige Ursachen, wie etwa ein starker Knall oder laute Musik; Tinnitus kann aber auch durch chemische Medikamente, Verschleiß der Halswirbelsäule oder andere chronische Beschwerden, meist Herz-Kreislauf-Erkrankungen, verursacht werden. Bestehen die Ohrgeräusche länger als drei Monate, spricht man von einem chronischen Tinnitus. Die Wahl des entsprechenden homöopathischen Mittels richtet sich nach den individuellen Symptomen des Betroffenen. Dabei spielen auch die Begleitsymptome eine wichtige Rolle.

Tinnitus durch Trauma

▪ Ohrgeräusche, erschwertes Hören, oft auch Ohrenschmerzen **infolge eines sehr lauten Knalls (Böllerschuss), großen, anhaltenden Lärms (Disco) oder einer Verletzung**; auch bei erhöhtem Blutdruck mit Blutandrang zum Kopf mit Hitzegefühl, Kopfschmerzen, Schwindel und spontanem Nasenbluten − Berührung; Bewegung + Ruhe **Bewährt bei:** Ohrgeräuschen durch eine stumpfe Verletzung	**Arnica** D12 **B**

Hohe Geräuschempfindlichkeit

▪ **Widerhallende Ohrgeräusche**; hohe Geräuschempfindlichkeit, wobei das geringste Geräusch erschreckt; **Erschöpfung und Überanstrengung verstärken den Tinnitus**; sich schleichend entwickelnde Schwerhörigkeit; Schwindelgefühl, auch Sehstörungen; kleinste Wunden bluten stark und anhaltend; **wenig ausdauernd und rasch erschöpft**; spürbare innere Unruhe und Nervosität − abends, nachts + kurze Ruhephasen	**Phosphorus** D12 **B**
▪ **Ausgeprägte Überempfindlichkeit gegen jegliche Art von Geräuschen, die den Tinnitus verstärken: jedes noch so schwache Geräusch durchdringt den Körper**; schmerzhaft reagierende Zähne; Schwindel und Übelkeit bis zum Erbrechen beim Augenschließen und bei Bewegung; fruchtlose Aktivität: Sie müssen immer irgendetwas tun, sind ständig in Bewegung; Rauschen in den Ohren − Geräusch; Berührung, Druck; Bewegung + Ruhe **Bewährt bei:** nervlich bedingtem Tinnitus	**Theridion** D12 **B**

Schlimmer durch Stress

▪ **Singende und klingende Ohrgeräusche**; klopfende Ohrgeräusche, parallel zum Pulsschlag; Ohrensausen; **schlimmer durch Aufregung und Ärger**; blutig-schrundiger Hautausschlag im Gehörgang; gedrückte Stimmung − Kälte, Winter + Wärme, trockenes Wetter **Bewährt bei:** Schwerhörigkeit älterer Menschen mit Ohrgeräuschen	Petroleum D12 B
▪ Unterschiedliche Ohrgeräusche, **schlimmer durch innere Anspannung und Überforderung**; Spannungskopfschmerzen; bretthharte Muskeln; nächtliches Beißen und Knirschen mit den Zähnen, **gehetzte Lebensweise**; überempfindlich gegen jegliche Sinneseindrücke − nach dem Essen; morgens; Kälte + Wärme **Bewährt bei:** Tinnitus durch Stress	Nux vomica D12 B

Trigeminusneuralgie

Der Trigeminusnerv verläuft im Gesichtsbereich. Wie der Name schon sagt, umfasst er drei Nervenbahnen (Äste, welche die Funktionen und Hautempfindungen zum Gehirn übermitteln). Durch Verletzungen, Entzündungen und Erkältungen kann sich der Nerv extrem schmerzhaft bemerkbar machen. Die Homöopathie trägt dazu bei, Häufigkeit, Dauer und Stärke der Schmerzattacken zu reduzieren.

▪ **Anfallsweise auftretende, unerträgliche Gesichtsschmerzen, auch mit Taubheitsgefühl und Kribbeln**; blasses Gesicht, ins Rote wechselnd; Hitzegefühl; **große körperliche Unruhe und starkes Angstgefühl,** Herzjagen − nachts; Berührung; Kälte, Zugluft + Schweißausbruch **Bewährt bei:** Trigeminusneuralgie als Folge von Erkältung oder Klimaanlage	Aconitum D6 C

Linksseitige Schmerzen

▪ **Periodisch wiederkehrende, blitzartige, krampfende Gesichtsschmerzen, die ins Ohr, in den Gehörgang und ins Kiefergelenk ausstrahlen**; häufig linksseitig; stechende oder zermalmende Schmerzen; Gefühl wie gequetscht; Folge von Erkältung und Wetterumschwung; rotes, heißes Gesicht ⊟ Temperaturwechsel; Bewegung ⊞ Wärme; Ruhe; Einhüllen **Bewährt bei:** krampfartigen Schmerzen	Verbascum D6 C
▪ **Pulsierende, stechende Gesichtsschmerzen, die in den Scheitel oder in die Augen ausstrahlen**; häufig linksseitig; Druckgefühl in den Augen mit Empfinden, als seien sie zu groß; **Gefühl eines Fadens durch die Augäpfel**; migräneartige Kopfschmerzen; **plötzlich auftretende, teilweise oder vollständige einseitige Sehstörung:** Sie sehen Gegenstände dunkel verschwommen oder gar nicht; Missempfindungen im Kopfbereich (Ameisenlaufen); dumpfe Kopfschmerzen nach Abklingen der Sehstörung; teilweise Geruchsstörungen: alles riecht unangenehm; schlimmer durch Überarbeitung und Überanstrengung ⊟ Berührung; geistige Anstrengung ⊞ Druck **Bewährt bei:** Migräne (Seite 88)	Paris quadrifolia D6 C
▪ **Nahezu periodisch auftretende, einschießende Schmerzen, von Schläfe zu Schläfe springend, auch in die Augen und den Nasenflügel einstrahlend**; Schmerzempfindung wie Hitze und Brennen, oft mit heißem Tränenfluss; häufig linksseitig oder von einem Zahn ausgehend; auch Folge einer Erkältung ⊟ nachts; vor Gewitter ⊞ Ruhe **Bewährt bei:** Neuralgie mit exakter Periodizität (immer genau zur gleichen Stunde)	Cedron D6 C

T

▪ **Regelmäßig auftretende, heftig stechende Schmerzen, besonders linksseitig und bis in den Hinterkopf ausstrahlend;** migräneartige Kopfschmerzen; Augenschmerzen mit Funkensehen, Tränenfluss und Lichtüberempfindlichkeit; **Verschlimmerung tagsüber** − Kälte, Sturm; Berührung + Wärme; Liegen auf der rechten Seite **Bewährt bei:** Trigeminusneuralgie als Folge eines Infekts oder emotionalen Ereignisses	Spigelia D6 C

siehe auch Nervenentzündung und -schmerzen (Seite 91)

Unruhige Beine → Restless-legs-Syndrom (Seite 99)

Venenschwäche → Krampfadern (Seite 71)

Verstimmungszustände → Depressionen (Seite 41)

Verstopfung → Darmträgheit (Seite 38)

Wechseljahresbeschwerden

Das allmähliche Nachlassen der Hormonproduktion bei der Frau läutet die Wechseljahre (auch Klimakterium genannt) ein, welche schließlich mit der Menopause, dem endgültigen Ausbleiben der Periodenblutung enden. Dieser Lebensabschnitt kann mit einer Reihe seelischer und körperlicher Beschwerden einhergehen, die homöopathisch sehr gut behandelbar sind.

▪ Hektisches Verhalten und große Ungeduld mit innerlichem Zittergefühl; **Hitzegefühl mit anfallsartig auftretenden säuerlich riechenden kalten Schweißen, die schwächen;** gestörter Schlaf; Magenschmerzen mit Sodbrennen; Gelenkschmerzen; nachlassende Muskelkraft; Neigung zu blauen Flecken − morgens; Kälte, Nässe + Wärme	Acidum sulfuricum D12 B

▪ Bedrückte Stimmung, niedergeschlagen und verzweifelt; **ausgeprägte Redseligkeit und großes Mitteilungsbedürfnis, dabei sehr erregt und gereizt; starke Hitzewallungen trotz anhaltenden Frierens**: Sie vertragen keine Kälte; rheumatische Beschwerden im Nacken-Schulter-Bereich; migräneartige Kopfschmerzen – Feuchtigkeit, Kälte + Wärme	Cimicifuga D12 B

Hinweis: Leiden Sie vor allem unter rheumatischen Schmerzen, dann nehmen Sie das Mittel als D6 C.

▪ **Heftige emotionale Reaktionen wie Misstrauen und Eifersucht**; gereizte Stimmung; sehr redefreudig und mitteilsam; ruhelos; **Sie vertragen nichts Enges, insbesondere am Hals**; ausgeprägte Hitzewallungen mit starken Schweißausbrüchen, oft auch mit Frieren; Beklemmungsgefühl in der Brust; Herzklopfen und Kreislaufschwäche; oft erhöhter Blutdruck – nach dem Schlaf; Wärme + Abkühlung	Lachesis D12 B
▪ Erschöpft und niedergeschlagen; rasch überfordert; Neigung zu Wutausbrüchen; **Sie gehen auf Distanz zu Familie und Beruf**; Schweißausbrüche bei der geringsten Anstrengung; **übel riechender, stechender Körper- und Achselschweiß**; oft unreine Haut am Kinn und um den Mund; Pigmentstörungen; **Senkungsbeschwerden mit häufigem Harndrang** – Kälte, Nässe + körperliche Bewegung	Sepia D12 B
▪ **Ausgeprägte Stimmungsschwankungen**; launisch; **nahe am Wasser gebaut**; sehr liebesbedürftig; trotz ständigen Frierens starke Hitzewallungen; **Verlangen nach frischer Luft; wechselnde Beschwerden** – Wärme; kalte Füße; fette Speisen + frische Luft	Pulsatilla D12 B

Weichteilrheuma → Fibromyalgie (Seite 51)

Wirbelkanalverengung → Spinalkanalstenose (Seite 117)

Zahnprobleme, Probleme mit Zahnimplantaten und Zahnfleisch

! Vor allem langanhaltende oder immer wiederkehrende entzündliche Prozesse im Mundraum müssen unbedingt zahnärztlich abgeklärt und gegebenenfalls behandelt werden.

Im Bereich der Zähne und des Zahnfleischs können immer wieder Beschwerden auftreten, die zusätzlich zu den zahnärztlichen Maßnahmen homöopathisch behandelt werden können. Insbesondere das Einheilen eines Zahnimplantats, die Neigung zu Karies und Parodontose lassen sich unterstützend mit Homöopathie begleiten.

Zahnfleisch

▪ **Anhaltend entzündetes Zahnfleisch, das sich zurückzieht;** Bildung von Zahnfleischtaschen, die ein dünnflüssiges, übel schmeckendes Sekret absondern; schlechter Mundgeschmack; **Zahnfleischbluten bei der Zahnreinigung;** Schmerzempfindlichkeit der Zähne besonders auf Kaltes; häufige Verdauungsbeschwerden mit Magendrücken, Aufstoßen, Blähungen; Neigung zu Verstopfung; **schwaches Bindegewebe** − Kälte + warme Anwendungen **Bewährt bei:** Ausheilung von hartnäckigen Entzündungen und Fisteln	**Silicea D12 B**
▪ Auffallender Zungenbelag, oft mit Mundgeruch; Völlegefühl; wechselhafter Stuhlgang mit vielen Blähungen; **anhaltende Schwellung und Blutungsneigung des Zahnfleisches** − Nikotin; Fast Food + gesunde Ernährung, Fasten	**Okoubaka D3 C**

Zähne

▪ **Weicher Zahnschmelz mit Kariesneigung;** Zahnschiefstand; verzögerte Entwicklung auch bleibender Zähne; Neigung zu Zahnfleischentzündung mit Fistelbildung; Bindegewebsschwäche − feucht-heißes Wetter + Wärme; Essen **Bewährt bei:** Kariesprophylaxe, ergänzend einmal wöchentlich **Silicea C30**, fünf Globuli	**Calcium fluoratum D12 B**
▪ Viele Zahnfüllungen; **die Zähne sitzen nicht mehr fest;** Zähne, die durch Brücken besonders belastet sind; Schmerzen, auch beim Essen; **Kieferknochenschwund** − Kälte, Wetterwechsel + warmes Wetter	**Calcium phosphoricum D12 B**

Hinweis: Das Mittel kann im dreiwöchigen Wechsel mit Hekla lava gegeben werden, falls erforderlich.

▪ **Karies;** schwarze, **bröckelnde** Zähne; **Zähne mit schwarzen Streifen;** schwammiges, entzündetes Zahnfleisch; blasses, blutendes Zahnfleisch; modriger Mundgeschmack − beim und nach dem Essen + Wärme; starker Druck	**Staphisagria D12 B**

Zahnimplantate

▪ **Der Kieferknochen bildet sich immer mehr zurück und hat nur noch eine sehr dünne Struktur;** Bildung von Knochenzysten; nach Setzen eines Zahnimplantats zur Unterstützung des Heilungsprozesses; Neigung zu Kariesbildung; Gesichtsschmerzen durch kariöse Zähne oder nach Ziehen eines Zahnes − Belastung + Ruhe **Bewährt bei:** Knochenschwund und Zysten im Kieferbereich	**Hekla lava D6 F**

Leitsymptome wichtiger homöopathischer Mittel

Auf den folgenden Seiten finden Sie die im Beschwerdekapitel aufgeführten homöopathischen Mittel in alphabethischer Reihenfolge. Für jedes Mittel sind die charakteristischen Symptome (Leitsymptome) und ihre bewährten Anwendungsgebiete kurz und prägnant beschrieben. Bedenken Sie bitte, dass nicht alle genannten Beschwerden auf Sie zutreffen müssen – wichtig ist lediglich die maximale Ähnlichkeit zu Ihren individuellen Symptomen.
Sollten Sie in Ihrer Wahl zwischen zwei Mitteln stehen und sich nicht ganz sicher sein, welches Ihre Beschwerden am ehesten abdeckt, dann vergleichen Sie bitte die hier aufgeführten Leitsymptome – sie werden Ihnen die richtige Entscheidung erleichtern.
Leitsymptome bedeutet, dass es sich hierbei um Schlüsselsymptome handelt, die spezifisch und besonders charakteristisch für das jeweilige Mittel sind, was sie außerordentlich wertvoll und unverzichtbar macht. Natürlich weisen die meisten homöopathischen Mittel noch viele andere Symptome auf, es genügt aber, wenn Sie die hier genannten studieren und mit Ihren Beschwerden vergleichen.

WICHTIGE BEGRIFFE UND SYMBOLE

»Bewährt bei« – hier finden Sie die typischen Anwendungsgebiete des betreffenden homöopathischen Mittels.
»Symptome« – dabei handelt es sich um eine knappe Auflistung charakteristischer Merkmale und Erscheinungen, die das Mittel heilen oder lindern kann. Sie finden hier sowohl körperliche als auch seelische Symptome. Beide sind gleichermaßen wichtig.
»Passt zu« – hier ist der Bezug eines Mittels zu einem bestimmten Menschentyp vermerkt. Dabei handelt es sich um Erfahrungswerte.
Hinweise machen Sie auf Besonderheiten des entsprechenden Mittels aufmerksam, die Sie unbedingt beachten sollten.
– Dieses Zeichen bedeutet, dass sich die Beschwerden durch die hier genannten Umstände verschlechtern.
+ Dieses Zeichnen bedeutet, dass sich die Beschwerden durch die hier genannten Umstände verbessern.
! Gehen Sie zum Arzt oder Heilpraktiker bzw. rufen Sie im Notfall den Notarzt oder fahren Sie in die Klinik.

Acidum formicicum (Ameisensäure, form-ac.)

Bewährt bei: Allergien der Schleimhäute und der Haut; chronischen Entzündungen; Atembeschwerden und Hautausschlägen im Wechsel; Hausstaubmilben- und Schimmelpilzallergie; Heuschnupfen; Tierhaarallergie; Magenkeim-Befall (Helicobacter pylori); Unverträglichkeitsreaktionen auf diverse Nahrungsmittel; rheumatische Beschwerden, Gicht

Symptome: Druckgefühl im Oberbauch; brennende Schmerzen; Übelkeit und Blähungen; morgendliche Bauchschmerzen mit Durchfall, oft im Wechsel mit Verstopfung; Sie bekommen bei Infekten oder allergischen Reaktionen schwer Luft, neigen zu Atemnot mit hörbarem Pfeifen; Juckreiz der Augen mit Tränen und Fließschnupfen; empfindliche Haut mit Neigung zu trockenjuckenden Hautausschlägen oder Nesselsucht

− Kälte; Bewegung
+ Wärme; Ruhe

Hinweis: wichtiges Umstimmungsmittel in der Homöopathie

Acidum nitricum (Salpetersäure, nit-ac.)

Passt zu: reizbaren, sehr geräuschempfindlichen Menschen

Bewährt bei: Magen- und Zwölffingerdarmgeschwür (Ulcus); Entzündung der Schleimhäute (Mund, Magen); entzündlichen Darmerkrankungen (Colitis); weichen, gestielten oder gezackten Warzen (vor allem am Hals); Nasenbluten

Symptome: Aufstoßen; Übelkeit; sauer riechendes »Aufwölken«, oft bis zum Erbrechen; schmerzhafte Magenkrämpfe; stechende »splitterartige« Schmerzen vor allem nach dem Essen; Verlangen nach fettigen, schwer verdaulichen, salzigen Speisen; rasches Sättigungsgefühl; wund machende Absonderungen; Mundgeruch; verstärkter Speichelfluss; eingerissene Mundwinkel; Neigung zu Bläschenbildung im Mund; wechselnder Stuhlgang mit Hämorrhoiden; Fissuren (Risse) am After; Schweißneigung; gereizte Stimmung (explosiv)

− abends, nachts; Wetterwechsel
+ Wärme; Fahren im Auto oder im Zug

Acidum phosphoricum (Phosphorsäure, phos-ac.)

Bewährt bei: Schwindelanfällen, Morbus Menière; Diabetes mellitus; Folgen einer Krebserkrankung; allgemeiner Schwäche; Müdigkeitssyndrom; Burnout; Entzündung der Mundschleimhaut; Apathie durch Kummer oder erschöpfende Krankheit

Symptome: geistige Schwäche, gefolgt von körperlicher; Schwarzwerden vor Augen; Schwindel und Kopfdruck infolge emotionaler Ereignisse; Sie fühlen sich geistig und körperlich überanstrengt und überfordert, sind unkonzentriert und vergesslich; Schweißausbrüche bei geringster Anstrengung; frühzeitiges Ergrauen der Haare sowie Haarausfall; Appetit- und Lustlosigkeit; mangelnde sexuelle Erlebnisfähigkeit

− Kälte; Lärm; Anstrengung
+ Wärme; Ruhe

Acidum sarcolacticum (Milchsäure, sarcol-ac.)

Bewährt bei: Fettstoffwechselstörungen; Fibromyalgie; Beschwerden nach der Einnahme von Cholesterinsenkern (»Statinen«); Herzmuskelentzündung

Symptome: Schwächegefühl in den Muskeln, die bei geringster Anstrengung schmerzen; Empfindung wie Muskelkater; zerschlagen und schlapp; Sodbrennen und saures Aufstoßen mit Magendrücken; Neigung zu Blähungen

− Bewegung; Berührung
+ in Ruhe

Acidum sulfuricum (Schwefelsäure, sul-ac.)

Passt zu: gehetzten, ungeduldigen Menschen, die keine Lust haben, die Fragen des Therapeuten zu beantworten

Bewährt bei: Diabetes mellitus; Speiseröhrenentzündung und Sodbrennen; Wechseljahresbeschwerden; Asthma bronchiale; Arthritis und Arthrose

Symptome: morgendliche Übelkeit, oft mit Brechreiz, Magenschmerzen und Sodbrennen, gefolgt von anhaltendem Hustenreiz; Gliederzittern; Muskel- und Gelenkschmerzen (Entzündung, Abnutzung); Blutungsneigung (bei Hämorrhoiden); häufig blaue Flecken bei unreiner Haut mit Entzündungsneigung; Neigung zu Aphthen; säuerlich riechende, starke Schweißausbrüche, die oft anfallsartig auftreten und schwächen; Hitzewallungen in den Wechseljahren oder durch Hormontherapie im Rahmen einer Krebserkrankung; ungeduldiges, hektisches und gereiztes Benehmen; phasenweise müde, geschwächt und überfordert

− morgens; Kälte, Nässe
\+ Wärme

Aconitum (Blauer Eisenhut, acon.)

Passt zu: ruhelosen, panischen Menschen mit Angstzuständen

Bewährt bei: Herzrhythmusstörungen; Nervenentzündung und -schmerzen (Trigeminusneuralgie); Schlafstörungen

Symptome: anfallsweise auftretende, unerträgliche Gesichtsschmerzen, auch mit Taubheitsgefühl und Kribbeln; Gesichtsfarbe oft blass oder ins Rote wechselnd; Hitzegefühl; große körperliche Unruhe und starkes Angstgefühl mit Herzjagen und / oder erhöhtem Blutdruck; ängstliche Träume; Beschwerden schaukeln sich immer mehr auf, negative Erlebnisse tauchen immer wieder vor dem geistigen Auge auf

− nachts; Berührung; enge Räume; Kälte, Zugluft
\+ Schweißausbruch

Adlumia fungosa (Erdrauch, adlu.)

Bewährt bei: Gicht; erhöhten Harnsäure- und / oder Cholesterin- und Leberwerten; Leberfunktionsstörung

Symptome: Völlegefühl; Druck im Oberbauch; Blähungen; weißlich belegte Zunge; schmerzhafte Gelenke (vor allem Fingergelenke)

Hinweis: wertvolles Lebermittel

Adonis vernalis (Frühlings-Adonisröschen, adon.)

Bewährt bei: Herzrhythmusstörungen; Mitral- und Aortenklappeninsuffizienz (Herzklappenschwäche); Schilddrüsenerkrankungen; funktionellen Herzbeschwerden nach fieberhaftem Infekt oder infolge von Rheuma

Symptome: immer wieder heftiges Herzklopfen, oft auch zu schneller oder zu langsamer Puls; aussetzende Pulsschläge; Gefühl von unregelmäßigem Puls; Druckgefühl über dem Brustbereich wie zusammengeschnürt; Schwindelanfälle; Schmerzen vom Hinterkopf ausgehend bis in Schläfen und Augen ausstrahlend; Neigung zu geschwollenen Beinen

Hinweis: wichtiges Herzmittel in der Homöopathie

Aesculus (Rosskastanie, aesc.)

Passt zu: Frauen, die infolge der Wechseljahre an schmerzhaften, blauroten Hämorrhoiden leiden

Bewährt bei: Hämorrhoiden; Krampfadern, Venenschwäche; chronischen Rückenschmerzen; entsprechenden Beschwerden in der Schwangerschaft

Symptome: anhaltende Kreuzschmerzen, die in die gesamte Wirbelsäule und in die Beine ausstrahlen können; Sie müssen sich nach hinten überstrecken, was lindert; Schmerzzentrum im Kreuz-Darmbein-Gelenk (Ilio-Sacral-Gelenk) mit eingeschränkter Beweglichkeit; schwere Beine; stark hervortretende, schmerzende Krampfadern; Hämorrhoiden mit Fremdkörpergefühl im After; oft splitterartige Schmerzen im Enddarmbereich, die bis in den Rücken ausstrahlen können, dabei Verstopfungsneigung; mit harten trockenen Stühlen; Folge von Schwangerschaft oder hormoneller Umstellung in den Wechseljahren; immer wieder Venenentzündungen; Neigung zum »offenen Bein« (durch Venenschwäche verursachtes Hautgeschwür); trübsinnig und reizbar; unfähig, sich zu konzentrieren

− morgens; Bewegung; Stuhlgang
+ frische Luft

Hinweis: eines der Hauptmittel bei venösen Stauungen

Aethiops antimonialis (Antimon-Schwefel-Quecksilber-Verbindung, aethi-a.)

Bewährt bei: (End-)Darmentzündung

Symptome: weicher, teilweise flüssiger Stuhl mit Schleimfetzen, vereinzelt auch mit Blutspuren; krampfartige Bauchschmerzen beim Stuhlgang; häufiger Stuhldrang, wobei sich allerdings nur Luft und Schleim entleeren

− emotionale Ereignisse
+ Entspannung, Ruhe

Agaricus (Fliegenpilz, agar.)

Passt zu: nervösen, fahrigen und sehr unruhigen Menschen

Bewährt bei: Parkinson-Krankheit; Chorea; Depressionen; Tinnitus; Ekzemen; Akne

Symptome: innere Unruhe, Koordinationsstörungen; Bewegungsdrang; Zittern; unmotivierte, fahrige Bewegungen; unwillkürliche Gesichtszuckungen; undeutliche Sprache; Missempfindungen in Armen und Beinen mit Kribbeln und Ameisenlaufen; Gefühl, als würde der Körper von Eisnadeln durchbohrt; rasch überfordert; Konzentrationsstörungen, Sehen von Doppelbildern

− Kälte; Genussmittel; seelische Ereignisse
+ im Freien

Aletris farinosa (Sternwurzel, alet.)

Bewährt bei: Gebärmuttersenkung nach Geburt und im Alter; Schwäche nach der Entbindung

Symptome: Folge von Bindegewebsschwäche; Druckgefühl im Unterleib; Harnblasenschwäche mit starkem Harndrang, Urin kann nicht lange Zeit gehalten werden; Verstopfungsneigung; starke und schmerzhafte Periodenblutung; weißlicher Ausfluss; Sie sind oft müde und nicht leistungsfähig

− Verstopfung

Aloe (Aloe socotrina, aloe)

Passt zu: älteren, sehr erschöpften Menschen

Bewährt bei: Darmentzündung; Stuhlinkontinenz

Symptome: heftige, sehr übel riechende Blähungen; häufig geht mit der Luft etwas Stuhl ab, der mit Schleim oder Blut durchsetzt sein kann; Stuhl kann nicht gehalten werden kann; heftiges Gurgeln im Bauch, gefolgt von Blähungen und Durchfall; der Bauch fühlt sich voll, schwer, heiß und gebläht an

− morgens; Wärme
+ Kälte

Hinweis: wie Nux vomica ein wichtiges Mittel bei Beschwerden durch überwiegend sitzende Lebensweise

Alumina (Aluminiumoxyd, alum.)

Passt zu: Menschen, die verwirrt sind bezüglich ihrer Identität und fürchten, den Verstand darüber zu verlieren; eher magerer Typ

Bewährt bei: Darmträgheit, Verstopfung; Folge von Sondenernährung; Trockenheit von Haut und Schleimhaut

Symptome: kleine Mengen harten, trockenen Stuhls wie Schafskot; Schmerzen am After, auch bedingt durch kleine Einrisse; trockene Mundschleimhaut, Folge von mangelnder Flüssigkeitszufuhr oder Ernährungsumstellung; trocken-rissiger Hautausschlag

− morgens; nach dem Essen
+ abends; Wärme; frische Luft

Hinweis: Hauptmittel, wenn alles trocken ist

Ammonium carbonicum (Ammoniumkarbonat, am-c.)

Passt zu: älteren, etwas korpulenten Personen mit schwachem Herzen, die müde und erschöpft sind

Bewährt bei: COPD (chronische Bronchitis); Herz- und Kreislaufschwäche mit Kollapsneigung

Symptome: anhaltender Husten mit reichlich Schleimauswurf, der sich schwer löst; Atemnot und Beklemmungsgefühl in der Brust, verbunden mit Kreislaufproblemen und Herzschwäche; Schweißausbrüche; Schwere in allen Organen; Hämorrhoiden; häufiger Harndrang

− nachts; Nässe, Kälte, Nebel
+ Wärme; in Seitenlage

Anacardium (Elefantenlaus, anac.)

Passt zu: reizbaren Personen mit empfindlichem Magen, die schnell fluchen und zu gewalttätigem Verhalten neigen

Bewährt bei: Magen- und Zwölffingerdarmgeschwür (Ulcus); Magenschmerzen durch Lampenfieber; Verdauungsschwäche; Depressionen; Neurasthenie (Nervenschwäche)

Symptome: Ärger und Aufregung schlagen auf den Magen; Leeregefühl und krampfartige Schmerzen im Magenbereich, wenn der Magen leer ist; Sodbrennen; Neigung zu Verstopfung mit Pflockgefühl im Darm; heftige emotionale Reaktionen bis hin zu Wutausbrüchen aus nichtigem Anlass; juckender Hautausschlag mit Bläschen; vulgäre Sprache; geistige Erschöpfung; Gedächtnisschwäche; leicht beleidigt und gehässig; Sie glauben, aus zwei Personen zu bestehen oder von zwei Willen beherrscht zu werden

− Aufregung
+ während und nach dem Essen

Anagallis (Ackergauchheil, anag.)

Bewährt bei: stark juckenden Hautausschlägen; Warzen; Ödemen

Symptome: bläschenartiger Hautausschlag, nässend oder trocken, extrem juckend, meist an oder zwischen den Fingern, an Handinnenfläche oder Handrücken

− Kratzen
+ Ruhe

Hinweis: wichtiges Mittel zur Entfernung von Splittern

Antimonium crudum (Stibium sulfuratum nigrum, Schwarzer Spießglanz, ant-c.)

Passt zu: reizbaren, ruhelosen Menschen, die nicht berührt oder angesehen werden möchten und schnell beleidigt sind

Bewährt bei: Knötchenflechte; metabolischem Syndrom; Schuppenflechte; Nesselsucht (Urticaria)

Symptome: Neigung zu Übergewicht und Stoffwechselstörungen, vor allem mit erhöhten Harnsäurewerten; hastiges Essen; Völlerei mit Völlegefühl, Sodbrennen und Übelkeit, oft auch Brechreiz und Erbrechen, ohne Besserung der Beschwerden; Durchfall im Wechsel mit Verstopfung; dick-weiß belegte Zunge; bläschenartiger Ausschlag; schmerzhafte Schrunden und Risse; Schwielen; verdickte Nägel, die sich längs spalten, auch bedingt durch Nagelpilzbefall; ständige Schläfrigkeit bei alten Menschen; launisch und mürrisch

− saure Speisen, Wein; Hitze
+ Ruhe; frische Luft

Apis mellifica (Honigbiene, apis)

Bewährt bei: Nesselsucht (Urticaria); Schwellung der Augenlider infolge Kosmetika-Unverträglichkeit (Ödeme); Arthritis; Eierstockzysten; Kehlkopfödem

Symptome: hellrote Haut mit großen Quaddeln; stechende und brennende Schmerzen; kein Durst trotz Hitzegefühl; ausgeprägte Ruhelosigkeit und Bewegungsdrang; ungeschickt: Sie lassen Dinge einfach fallen

− Wärme; Berührung
+ Kälteanwendung

Hinweis: bei allergischen Reaktionen unverzichtbar

Argentum nitricum (Silbernitrat, arg-n.)

Passt zu: ängstlichen, nervösen oder auch impulsiven Menschen, denen die Zeit zu langsam vergeht

Bewährt bei: Reizblase; Reizdarm-Syndrom; Reizmagen-Syndrom; Schwermetallbelastung (zur Ausscheidung); Schwindelanfällen, Morbus Menière; Schwindel durch Höhenangst; Herzrhythmusstörungen; Nervosität vor Klassenarbeiten bei Kindern

Symptome: Schwindelattacken beim Schauen aus der Höhe nach unten (Gebirge, Brücke, Turm); Sie müssen sich festhalten, um das Gleichgewicht nicht zu verlieren; Schwindelanfälle als emotionale Reaktion auf bevorstehende Ereignisse (Lampenfieber); hastiges Essen, wobei viel Luft geschluckt wird; explosionsartiges, lautes Aufstoßen; geblähter Bauch; nagende, krampfartige Magenschmerzen, die in alle Richtungen ausstrahlen; großes Verlangen nach Süßigkeiten, die nicht vertragen werden; Neigung zu Magen- und Zwölffingerdarmgeschwüren; Sie sind nervös, unruhig und hektisch, von Zukunftsängsten geplagt; Aufregungen und bevorstehende Ereignisse führen zu häufigem Wasserlassen und Durchfällen; schlechter Schlaf mit Albträumen

− Wärme; nachts; in engen Räumen
+ Kühle; im Freien; Aufstoßen

Arnica montana (Bergwohlverleih, arn.)

Passt zu: Personen, die ihre Beschwerden verharmlosen

Bewährt bei: Unfällen mit stumpfen Verletzungen; Blutungen (wie spontanes Nasenbluten); Bluthochdruck; Herzinfarkt (Nachsorge); Rosacea und Couperose; Schlaganfall (Folgen); Tinnitus; nach Operationen; zur Nachbehandlung einer Gefäßoperation (Koronar-Stent); kurzfristiger Durchblutungsstörung der Blutgefäße (transitorisch ischämische Attacke); Herzhusten

Symptome: rötliches Gesicht, durchzogen von sichtbar bläulichen Gefäßen; aufgedunsen wirkendes Gesicht; Blutandrang zum Kopf mit Hitzegefühl; Kopfschmerzen; Schwindel; Ohrensausen; erschwertes Sprechen und Lähmungserscheinungen (Gesicht, Arme, Beine) als Folge eines Schlaganfalls; Neigung zu Übergewicht und ausgeprägter Muskulatur; das Bett fühlt sich zu hart an; die Glieder fühlen sich an wie zerschlagen; Platzangst

− Berührung; Bewegung
+ Ruhe

Arsenicum album (Weißes Arsenik, ars.)

Passt zu: überaus ängstlichen, ruhelosen Menschen, die sehr leicht frieren und extrem penibel sind

Bewährt bei: Demenz-Erkrankung; Nervenschmerzen nach Gürtelrose; Folgen von Chemotherapie; Angina pectoris; Depressionen; Folgen von Mangelernährung

Symptome: extreme innere Unruhe; panische Angst; hektisches, unmotiviertes Verhalten; übersteigerte Pedanterie; Ekel vor Küchengerüchen; Gewichtsabnahme bis zur Kachexie durch schwere Krankheit (wie Krebsleiden); Haarausfall; Zungenbrennen; brennende Schmerzen; regelmäßig wiederkehrende Schmerzzustände; meist hagere Statur; Erschöpfung nach der geringsten Anstrengung; großer Durst; dünne, wund machende Absonderungen

− Kälte; um Mitternacht
+ Wärme, warme Getränke

Asa foetida (Stinkasant, asaf.)

Bewährt bei: Divertikulose; hartnäckiger Verstopfung; überempfindlichem Darm; Unterschenkelgeschwür (»offenes Bein«)

Symptome: ständiges lautes Aufstoßen mit ranzigem oder fauligem Geruch; zusammenschnürende Schmerzen im Magen und in der Speiseröhre: Gefühl, als steige eine Kugel vom Magen in den Rachen auf; aufgetriebener Bauch mit extrem übel riechenden Blähungen; wässrige, schleimige, stinkende Durchfälle, auch im Wechsel mit Verstopfung

− Sitzen, Stehen; jegliche Berührung
+ nach Stuhlgang; Bewegung

Aurum jodatum (Goldjodid, aur-i.)

Bewährt bei: Eierstockzysten (Ovarialzysten)

Symptome: beidseitige, oft beschwerdefreie Zysten; Neigung zu wiederkehrenden schmerzhaften Entzündungen im Genitalbereich mit dickem gelben Ausfluss

− nachts
+ Wärme

Aurum metallicum (Metallisches Gold, aur.)

Passt zu: Menschen, die gerne Verantwortung übernehmen und es gewohnt sind, hart zu arbeiten

Bewährt bei: Demenz-Erkrankung, Depressionen; Angina pectoris; Bluthochdruck; Arteriosklerose; Eierstockzysten; Rheuma

Symptome: Sie leiden sehr unter Ihrem persönlichen Schicksal, entwickeln Ängste, dass Sie zunehmend von anderen abhängig werden; zunehmende Vergesslichkeit; Versagensängste mit Depressionsneigung; tiefe Niedergeschlagenheit mit Suizidgedanken; Sie werden unbeherrscht und aggressiv, wenn es nicht nach Ihren Vorstellungen geht; erhöhter Blutdruck mit Kopfschmerzen und Schwindel; Herzklopfen; Lufthunger und Druck auf der Brust, Beklemmungsgefühl; oft dunkelrotes Gesicht und untersetzte Statur; Lichtempfindlichkeit

− nachts, am frühen Morgen; Kälte; geistige Anstrengung
+ Wärme

Hinweis: Aufgrund einer möglichen Erstverschlimmerung dürfen Menschen mit Selbstmordneigung nach der Einnahme von Aurum metallicum nicht alleingelassen werden!

Badiaga (Flussschwamm, bad.)

Passt zu: sehr kälteempfindlichen Menschen

Bewährt bei: Schilddrüsenerkrankungen (Morbus Basedow); Asthma

Symptome: leichtes Druckgefühl am Hals; vergrößerte Schilddrüse; Haut fühlt sich bei Berührung wie wund an; Muskeln fühlen sich wie zerschlagen an; Kopfschuppen; Husten durch Süßigkeiten, wobei der Auswurf aus dem Mund »fliegt«

− Kälte; Bewegung
+ Wärme

Barium carbonicum (Bariumkarbonat, bar-c.)

Passt zu: schüchternen, vorzeitig gealterten Menschen

Bewährt bei: Demenz-Erkrankung; degenerativen Erkrankungen (Herz, Gefäße, Gehirn); Arteriosklerose; vergrößerter Prostata; Neigung zu Mandelentzündungen

Symptome: »kindisches« Verhalten bei älteren Menschen; misstrauisch, unentschlossen und ängstlich; verlangsamt in den Bewegungen; zunehmende Verwirrtheit; typische Zeichen einer Arteriosklerose mit Bluthochdruck, Gedächtnisstörung, Schwindel und Fallneigung; ausgeprägter Appetit bei kräftiger Statur; stinkender Fußschweiß

− Kälte, kalte Luft
+ Gehen im Freien

Hinweis: wichtiges Altersmittel

Belladonna (Tollkirsche, bell.)

Bewährt bei: Folgen von Bestrahlung bei Krebserkrankung; Hautrötung nach Zeckenbiss, Rosacea, Magengeschwür

Symptome: hochrote heiße Haut, die wie Feuer brennt, vergleichbar einem Sonnenbrand; klopfende Schmerzen im entzündeten Hautbereich; große Berührungsempfindlichkeit; plötzlich auftretendes Fieber mit hochrotem, heißem Gesicht, starkem Schwitzen und pulsierenden Kopfschmerzen; akute Entzündung von Mandeln, Ohren und Harnblase

− Berührung; Geräusche; Licht
+ in Ruhe

Berberis vulgaris (Berberitze, Sauerdorn, berb.)

Bewährt bei: Gicht und erhöhten Harnsäurewerten; rheumatischen Beschwerden; Harnwegsinfekten; Schwermetallbelastung (zur Ausscheidung); zur Ausschwemmung von Nierengrieß oder zur Entschlackung von Giftstoffen (bei unreiner, entzündlicher Haut); Akne; Nesselsucht (Urticaria)

Symptome: Neigung zu Grieß oder Steinen in den Nieren und / oder in der Gallenblase; Übelkeit; Bauchschmerzen; wechselnder Stuhlgang (Verstopfung oder Durchfall); stechende Schmerzen im Nierenbereich, ausstrahlend zur Blase, in die Leistengegend oder in den Oberschenkel; starker Harndrang; brennende und schneidende Schmerzen beim Wasserlassen; ziegelroter Satz im Urin; rheumatische Schmerzen mit Steifigkeits- und Zerschlagenheitsgefühl bei allgemeiner Schwäche

− Druck; Bewegung; Erschütterung.
+ Absonderungen (Schweiß, Urin)

Bismutum subnitricum (Wismutnitrat, bism-sn.)

Bewährt bei: Speiseröhrenentzündung; Magen- und Zwölffingerdarmgeschwür

Symptome: brennende oder krampfartige Magenschmerzen, bis in den Rücken ausstrahlend; belegte Zunge; viel Speichelbildung; Sodbrennen und Übelkeit mit ständigem Würgereiz; Verlangen nach kalten Getränken, die nicht vertragen werden; Magenbeschwerden und Kopfschmerzen im Wechsel

− nach dem Essen
+ Rückwärtsbeugen

Borax (Natriumborat, borx.)

Bewährt bei: Ausfluss (Fluor vaginalis); Candida-Infektion (Scheidenpilzinfektion); Pilzinfektion im Mund- und Rachenraum; Mundgeschwür; zur Stärkung der Abwehr

Symptome: zäher, weißlich-milchiger, oft klebriger Ausfluss; weißliche Beläge auf der Vaginalschleimhaut; schmerzhafte dunkelrote und klumpige Periodenblutung; Neigung zu Aphthen; anhaltend trockene, schuppende, juckende Haut wie bei Neurodermitis und Milchschorf; Furcht vor Abwärtsbewegungen

− Kälte; nach der Periode
+ nach dem Stuhlgang

Bovista (Bovist, bov.)

Bewährt bei: Akne; Ekzemen; Nesselsucht (Urticaria); Blutungsneigung; Menstruationsbeschwerden

Symptome: Hautreizungen und bläschenartige Entzündungen; Ausschlag wie kleine Frieseln (Urticaria); Neigung zu Herpes; zwiebelartiger Schweißgeruch; verstärkter Hautausschlag durch Periodenblutung; dunkle Periodenblutung mit Durchfall und Kreuzschmerzen; akneartiger Hautausschlag als Reaktion auf Kosmetika oder Sommer(-Hitze) und beim Baden; Sie sind ungeschickt: Alles fällt Ihnen aus den Händen; allgemeine Aufgedunsenheit; Neigung zu Hauteindrücken durch stumpfe Gegenstände

– Wärme, Hitze
+ Zusammenkrümmen; Essen

Hinweis: bewährtes Frauenmittel

Bryonia (Zaunrübe, bry.)

Passt zu: Menschen, die am liebsten ihre Ruhe haben und nicht gestört werden möchten

Bewährt bei: Arthritis, hartnäckiger Verstopfung

Symptome: extreme Schmerzen im akuten Schub, sodass Sie sich nicht bewegen möchten; stechende Gelenkschmerzen; das entzündete Gelenk ist oft nur leicht angeschwollen, fühlt sich heiß an; akute und chronische Schmerzen, bei denen jegliche Bewegung den Zustand spürbar verschlimmert (Kopfschmerzen, Rückenschmerzen); trockene Schleimhäute; starker Durst; gereizt und ärgerlich durch die Schmerzen

– geringste Bewegung; Berührung
+ Ruhe; leichter Gegendruck

Cactus (Königin der Nacht, cact.)

Passt zu: Menschen, die die Einsamkeit suchen

Bewährt bei: Angina pectoris, Herzkranzgefäßerkrankung; nervöse Herzbeschwerden; (rechtsseitige) Trigeminusneuralgie

Symptome: krampfartige Herzschmerzen; Wundheitsgefühl in der Brust; in den linken Arm ausstrahlende Schmerzen; Blutandrang zum Kopf mit Schwindel; oft beschleunigter Pulsschlag; geblähter Bauch mit Völlegefühl

− Liegen auf der linken Seite; Anstrengung
+ frische Luft

Hinweis: typisch für Cactus ist das Einschnürungsgefühl am Herzen: wie durch ein eisernes Band

Calcium carbonicum (Austernschalenkalk, calc-c.)

Passt zu: ängstlichen Menschen mit Neigung zu Übergewicht, die sich nicht gerne bewegen und schnell schwitzen

Bewährt bei: metabolischem Syndrom, Schilddrüsenerkrankungen; Infektneigung; grauem Star; Asthma bronchiale

Symptome: Vorliebe für reichliches Essen, besonders für Eiergerichte und Süßspeisen; Unverträglichkeit von Milch und fetten Speisen; Sodbrennen; aufgetriebener Bauch; Verstopfung im Wechsel mit sauer riechenden Durchfällen; »aufgeschwemmtes« Gewebe; säuerlich riechender Schweiß an Kopf, Nacken und Oberkörper (besonders nachts); saurer Mundgeschmack; rasches Ermüden bei körperlicher Anstrengung; Albträume; Erkältungsneigung mit reichlich Schleim in Nase und Bronchien; geschwollene Lymphknoten; Polypen mit erschwertem Hören; Beinfehlstellungen (O- und X-Beine); Gelenkschmerzen; gerötete Haut: wund und nässend unter den Brüsten und im Genital- und Pobereich; Hautpilzbefall

− Anstrengung; Kälte, Nässe
+ Wärme, trockenes Wetter

Calcium fluoratum (Calciumfluorid, calc-f.)

Passt zu: hektischen Menschen

Bewährt bei: Bandscheibenvorfall; Gebärmuttersenkung; Venenschwäche und Krampfadern; Schilddrüsenerkrankungen; Probleme mit Zähnen, Zahnimplantaten und Zahnfleisch

Symptome: Druckgefühl an der (meist) vergrößerten Schilddrüse; kaum Gewichtszunahme trotz üppigen Essens; weicher Zahnschmelz mit Neigung zu kariösen Zähnen; Zahnschiefstand; verzögerte Entwicklung auch bleibender Zähne; häufige Zahnfleischentzündungen; Fistelbildung; Rückenschmerzen durch verschmälerte Bandscheiben; Verschlimmerung der Schmerzen durch längeres Stehen, Heben und Tragen selbst leichter Gegenstände; überstreckbare Gelenke, die leicht »auskugeln«; nachlassende Bindegewebsfestigkeit; schmerzhafte geschwollene Beine; frühzeitige Fältchenbildung; Narben verheilen unschön; rissige spröde Nägel; dünner Haarwuchs; Schweißneigung; blutende Hömorrhoiden

− feucht-heißes Wetter
+ Wärme

Calcium phosphoricum (Calciumphosphat, calc-p.)

Bewährt bei: Knochenschmerzen bei Kindern (Wachstumsschmerzen); nachlassender Knochendichte (Osteoporose); Kieferknochenschwund; Problemen mit Zähnen, Zahnimplantaten und Zahnfleisch

Symptome: viele Zahnfüllungen, Zähne sitzen nicht mehr fest; schmerzende, durch Brücken belastete Zähne; Schmerzen entlang der Wirbelsäule; Wirbelsäulenverkrümmung (Skoliose); schmerzhaft verspannte Rückenmuskulatur; rasche körperliche Erschöpfung bei Kindern und Jugendlichen durch schnelles Wachstum; schlaffe Haltung

− Kälte, Wetterwechsel
+ warmes Wetter

Hinweis: zur besseren Heilung nach Knochenbrüchen

Calendula (Ringelblume, calend.)

Bewährt bei: der Behandlung eines »offenen Beins« (Ulcus cruris); nach Entbindung mit Dammriss; Schürf- und Risswunden; Krebserkrankung (nach der Operation)

Symptome: offene, nicht heilende Wunden; unverhältnismäßig starker Wundschmerz; ständig eiternde, entzündete Wunden; Narben heilen nicht zu oder gehen wieder auf; Neigung zur Bildung wulstiger Narben (Keloid) mit Rötung; schlecht heilender, schmerzender Dammriss

− Kälte; Bewegung
\+ in Ruhe

Carbo vegetabilis (Kaffeekohle, carb-v.)

Passt zu: eher trägen, übergewichtigen Menschen

Bewährt bei: Divertikulose; Rosacea und Couperose; Römheld-Syndrom; Verdauungsstörungen; Durchblutungsstörungen

Symptome: Völlegefühl mit häufigem Aufstoßen und Sodbrennen; heftige, übel riechende Blähungen; krampfartige oder zusammenschnürende Schmerzen, die in die Brust oder zum Rücken ausstrahlen; Druckgefühl am Herzen; Kreislaufschwäche mit bläulich verfärbten Lippen, Fingernägeln und Gesicht; Atembeschwerden mit hörbarem Geräusch beim Ausatmen; ständiges Räuspern und Husten mit Verschleimung; Atemnot selbst bei leichter Anstrengung; Sie müssen im Bett bei geöffnetem Fenster aufrecht liegen; Abneigung gegen Fett, Milch und Fleisch

− nach dem Essen; warmer Raum
\+ Aufstoßen; Abgang von Blähungen; frische Luft

Cardiospermum (Herzsame, cardios-h.)

Bewährt bei: anhaltenden schmerzhaften Entzündungen; Arthritis; Nesselsucht (Urticaria)

Symptome: extremer Juckreiz, stark gerötete Haut; einzelne nässende Stellen; Niesen, starker Fließschnupfen und erschwertes Atmen; Gelenkentzündung mit starken Bewegungsschmerzen; befallene Gelenke sind schmerzhaft angeschwollen, oft mit geröteter heißer Haut; entzündete Sehnen und Bänder

− Wärme
\+ frische Luft

Caulophyllum (Frauenwurzel, caul.)

Passt zu: sehr kälteempfindlichen, nervösen Frauen

Bewährt bei: Arthrose, besonders der Fingergelenke; Menstruationsbeschwerden

Symptome: anfallsweise schmerzende Finger- und Zehengelenke; Gelenksteifigkeit mit Besserung im Tagesverlauf; auffallendes Knacken und Krachen der Gelenke; kleine, druckschmerzhafte Knötchen seitlich an den Fingerendgelenken als Zeichen der Fingergelenkarthrose; Schwellung und eingeschränkte Beweglichkeit von Händen, oft auch Füßen vor Eintritt der Periodenblutung; wandernde Schmerzen

− nachts; Kälte
+ Wärme

Causticum (Ätzkalk, caust.)

Passt zu: Menschen mit ausgeprägtem Gerechtigkeitssinn

Bewährt bei: Borreliose mit Lähmungserscheinungen; Harninkontinenz; Schlaganfall (Folgen); Nervenschmerzen

Symptome: hängendes Augenlid mit unvollständigem Lidschluss; mangelnde Befeuchtung des Auges; Taubheitsgefühl im betroffenen Gesichtsbereich, auch mit Lähmung: hängende Gesichtshälfte, schlaffer Mundwinkel mit Speichelfluss; Nervenschmerzen und -lähmungen; Gelenke und Muskeln wie steif, mit dem Bedürfnis, sich zu dehnen und zu strecken; häufiger Harndrang, verstärkt durch seelische Ereignisse; unfreiwilliger Urinabgang oft nur weniger Tropfen bei körperlicher Belastung wie Heben und Tragen sowie bei Erschütterungen wie Husten, Lachen und Joggen; Blasenschwäche nach Entbindung oder Operation; Einnässen von Kindern bei seelischen Belastungen; schuppend-trockene, rissige Haut mit Ausschlägen; schlecht heilende Narben und Verbrennungen; Neigung zu harten, hervorstehenden Warzen; gedrückte, melancholische Stimmung; ausgeprägtes Mitleid; wie gelähmt vor Kummer

− Kälte, Zugluft
+ Wärme

Ceanothus americanus (Seckelblume, cean.)

Bewährt bei: Entgiftung nach Chemotherapie; Leber- und Milzstörung; Blutarmut

Symptome: linksseitige Beschwerden; Milz- und Lebervergrößerung; ständiger Harndrang; Durchfall; Schmerzen über die ganze linke Seite; Appetitlosigkeit; mangelnde Leistungsfähigkeit; verstärktes Herzklopfen und Atemnot bei geringster Anstrengung; Folge anhaltender Erkrankungen oder von Medikamenten

− Bewegung; Liegen auf der linken Seite; nach dem Essen
+ Ruhe

Hinweis: zur Nachbehandlung von Pfeiffer'schem Drüsenfieber

Cedron (Klapperschlangenbohne, cedr.)

Bewährt bei: Trigeminusneuralgie; Migräne

Symptome: periodisch auftretende, einschießende Schmerzen, von Schläfe zu Schläfe springend, auch in Augen und Nasenflügel ausstrahlend; Schmerzempfindung wie Hitze und Brennen, oft mit heißem Tränenfluss; häufig linksseitige Nervenschmerzen oder von einem Zahn ausgehend; Folge einer Erkältung

− nachts; vor Gewitter
+ Ruhe

Chamomilla (Kamille, cham.)

Bewährt bei: Beschwerden (seelisch und körperlich) vor der Periodenblutung (prämenstruelles Syndrom: PMS); Endometriose; Trigeminusneuralgie, rheumatische Beschwerden

Symptome: zunehmende Schmerzempfindlichkeit unmittelbar vor und während der Periodenblutung mit wehenartigen Schmerzen: Sie können den Schmerz nicht ertragen; schweißnasses Gesicht; aufgetriebener Bauch mit übel riechenden Blähungen und Durchfall

− nachts; Aufregung
+ warme Auflagen

China (Chinarinde, chin.)

Passt zu: stark geschwächten Menschen aufgrund von Flüssigkeitsverlust wie Blutungen, Schweißausbrüchen, Durchfall und Erbrechen

Bewährt bei: Nahrungsmittelunverträglichkeit und -allergie, vor allem Zöliakie (Sprue); Darmentzündung; Asthma bronchiale; Trigeminusneuralgie; rheumatischen Beschwerden

Symptome: übel riechende Blähungen mit Bauchkrämpfen kurz nach dem Essen; starkes Rumoren im Bauch mit viel Gluckern und Glucksen; geblähter Bauch; heftiger, rasch zunehmender Stuhldrang und Entleerung von breiig oder wässrig schäumendem Durchfall, gefolgt von ausgeprägtem Schwächegefühl, verbunden mit Schweißausbruch und Schwindel; auffallend dick belegte Zunge; mangelnde Belastungsfähigkeit; sämtliche Ausscheidungen wie starke Periodenblutung, durchfälliger Stuhl oder starke Schweiße schwächen

− nachts; Flüssigkeitsverlust
+ Wärme

Cholesterinum (Cholesterin, chol.)

Bewährt bei: erhöhten Cholesterin- und Fettstoffwechselwerten; Leber- und Gallebeschwerden wie hartnäckige Gallensteine

Symptome: Aufstoßen und Übelkeit; Gefühl von Brennen unterhalb des rechten Rippenbogens

− Erschütterung
+ in Ruhe

Hinweis: Bei dem Mittel handelt es sich um eine Nosode, die aus Wollfett hergestellt wird.

Cimicifuga (Traubensilberkerze, cimic.)

Passt zu: rheumatischen, nervösen Menschen

Bewährt bei: Arthrose; Fibromyalgie; Kopfschmerzen; Wechseljahresbeschwerden (auch Rheuma); Depressionen; Migräne; funktionellen Herzbeschwerden

Symptome: migräneartige Kopfschmerzen, von der Halswirbelsäule und dem Nackenbereich ausgehende Schmerzen, die in Schulter und den gesamten Arm ausstrahlen; schmerzhafte Hand- und Fingergelenke wie steif und geschwollen; betroffen sind auch die Sehnen und Muskeln; Schmerzen wie elektrische Schläge, die Kopfschmerzen auslösen können, meist besteht ein Zusammenhang mit den Wechseljahren; Schwindel; Herzbeschwerden mit Druckgefühl in der Brust; starke Hitzewallungen trotz anhaltenden Frierens; bedrückte Stimmung: Sie fühlen sich niedergeschlagen und verzweifelt; ausgeprägte Redseligkeit

− Feuchtigkeit, Kälte
+ Wärme

Clematis erecta (Waldrebe, clem.)

Bewährt bei: Hautauschlägen; Wundsein bei Kleinkindern

Symptome: ausgeprägt flächig gerötete Haut, die juckt und brennt; immer wieder auftretende Bläschen und kleine Entzündungen, die platzen und verkrusten, danach starker Juckreiz; Wundsein im Genitalbereich; Neigung zu wiederkehrenden Infekten mit Schnupfen und Halsweh, dadurch schmerzhafte Schwellung der Lymphdrüsen; sehr kälteempfindlich

− kaltes Waschen
+ frische Luft

Cocculus (Kockelskörner, cocc.)

Bewährt bei: Störung des Gleichgewichtsorgans (Morbus Menière); Reiseübelkeit; Schlafstörungen; Nervosität

Symptome: starker Schwindel; Gefühl, im Karussell zu sitzen mit Übelkeit und Brechreiz; Ohrgeräusche; Übelkeit, Erbrechen und Schweißausbrüche beim Fahren, Fliegen oder auf dem Schiff; mangelnde Leistungsfähigkeit und Erschöpfung; gereizte Stimmung sowie Kopfweh und Schwindelanfälle, auch bedingt durch Schlafmangel, unzureichenden Schlaf oder Jetlag; tagsüber häufig müde mit ständigem Gähnen; Einschlafstörungen

− Bewegung; Schlafentzug
+ Ruhephasen

Hinweis: eines der wichtigsten Anti-Stress-Mittel

Coffea (Kaffebohne, coff.)

Passt zu: übernervösen Menschen, die nie abschalten können

Bewährt bei: Schlafstörungen; Verhaltensauffälligkeit bei Kindern und Jugendlichen wie ADHS; Nervenschmerzen; Kopfweh

Symptome: Einschlafstörungen wegen ständigen Gedankenzustroms; Schweißausbrüche; unregelmäßiges Herzklopfen; Sie wälzen sich im Bett; Folge aktueller Ereignisse; Sie entwickeln tagsüber ständig neue Ideen und Pläne, ohne sie umzusetzen, dabei »nerviges« Verhalten bis zur Verhaltensauffälligkeit; migräneartige Kopfschmerzen; Nervenschmerzen

− nachts; durch Gefühlsregungen
+ Hinlegen; Wärme

Collinsonia (Grieswurzel, coll.)

Bewährt bei: Hämorrhoiden; Verdauungsbeschwerden während der Schwangerschaft

Symptome: hartnäckiger Stuhlgang mit knolligem, trockenem Stuhl, der stechende Schmerzen verursacht; brennendes, juckendes Gefühl am After; blutende Hämorrhoiden; unregelmäßiger, oft auch wechselnder Stuhlgang mit Durchfall und krampfartigen Bauchschmerzen

− Kälte
+ heiße Anwendungen

Colocynthis (Koloquinte, Bittergurke, coloc.)

Passt zu: reizbaren Menschen mit Beschwerden durch Ärger

Bewährt bei: kolikartigen Schmerzen; Nervenschmerzen; Endometriose; Reizmagen-Syndrom

Symptome: Zorn, Entrüstung oder Demütigung führen zu Verspannungen der Muskeln; in Bein und Fuß ausstrahlende Ischiasschmerzen; anfallsartig auftretende, krampfartige Magenschmerzen mit dem Gefühl als schnüre sich der Magen zusammen; die Schmerzen strahlen oft bis in den rechten Bauchraum aus; geblähter Magen mit Übelkeit, Erbrechen und Durchfall; Gallenbeschwerden; sehr schmerzhafte Periodenblutung, oft mit Übelkeit und Brechreiz; Sie sind schnell gereizt

− Bewegung; Essen; Ärger
+ Wärme

Condurango (Cundurango, cund.)

Bewährt bei: Magenkeim-Befall (Helicobacter pylori)

Symptome: Gefühl als gehe die Nahrung nicht durch die Speiseröhre; brennende Schmerzen in Speiseröhre und Magen; immer wieder Aufstoßen, Übelkeit, Brechreiz und Erbrechen, oft auch mangelnder Appetit; schmerzhafte Risse im Mundwinkel; Risse an Haut-Schleimhaut-Übergängen

Conium maculatum (Schierling, con.)

Bewährt bei: Harninkontinenz (Blasenschwäche); Parkinson-Krankheit; Schwindel, Morbus Menière; altersbedingtem Prostataleiden; Arteriosklerose

Symptome: anfallsweise oder anhaltende Schwindelanfälle; Drehschwindel durch jegliche Lageänderung (Hinlegen, Hinsetzen, Aufstehen); Zittern von Beinen, Armen und Händen: Sie können alltägliche Gegenstände nicht mehr greifen; ausgeprägtes Schwächegefühl vor allem in Armen und Beinen; verlangsamte Bewegung; heisere Stimme; Hustenreiz, da der Schleim nicht abgehustet werden kann; Nachträufeln wegen vergrößerter Prostata oder nach Prostata-Operation; spontaner Urinabgang beim älteren Mann; schwacher, unterbrochener Harnstrahl bei häufigem nächtlichem Wasserlassen; vor allem der ältere Mensch zieht sich immer mehr zurück, schottet sich ab, verfällt ins Grübeln, wirkt teilnahmslos, nichts interessiert mehr; Angst vor dem Alleinsein

− Kälte; nachts; Anstrengung
+ Wärme

Crotalus horridus (Gift der Klapperschlange, crot-h.)

Bewährt bei: Schlaganfall, Herz- und Kreislaufbeschwerden

Symptome: Sprach- und Wortfindungsstörungen; gestörtes Erinnerungsvermögen; rechtsseitige Lähmungen; lange bestehende Herzschwäche, auch mit unregelmäßigem Puls und Engegefühl auf der Brust; weinerliche Stimmung; depressiv und apathisch

− abends, morgens
+ Ruhe

Hinweis: wie viele Schlangen ein bewährtes Blutungsmittel, wenn die Gerinnungsfähigkeit eingeschränkt ist

Cuprum metallicum (Kupfer, cupr.)

Bewährt bei: Asthma bronchiale; COPD (chronische Bronchitis); Hautausschlägen durch Nahrungsmittelallergie; Asthma nach Ekzem-Behandlung; Allergien der Atemwege; Epilepsie; Angina pectoris; Migräne

Symptome: krampfartige Hustenanfälle; Druckgefühl im Brustbereich; Atemnot; bläuliche Lippen; blasses Gesicht; teilweise löst sich ein zäher Schleim; schneidende Bauchschmerzen mit heftigem Gurgeln und Rumoren nach dem Essen, gefolgt von starkem, oft grünlich gefärbtem Durchfall, auch mit Übelkeit und heftigem Erbrechen; Kältegefühl am ganzen Körper

− nachts
+ kalte Getränke; Gegendruck

Cyclamen europaeum (Alpenveilchen, cycl.)

Bewährt bei: Kopfschmerzen aller Art (wie Migräne); Sehstörungen; Menstruationsbeschwerden

Symptome: Sehstörungen mit Flimmern, Funkensehen und Doppeltsehen zu Beginn eines Migräneanfalls; heftige Schmerzen im Schläfen-Stirn-Bereich mit Benommenheit, Schwindelgefühl und Übelkeit; zu früh einsetzende Periodenblutung mit kolikartigen Schmerzen, schmerzhafte Schwellung und Spannung in den Brüsten; Sie fühlen sich ausgelaugt und geschwächt; frösteln

− Ruhe; im Freien; vor und während der Periodenblutung
\+ Wärme; Bewegung

Datisca cannabina (Gelbhanf)

Bewährt bei: Diabetes mellitus

Symptome: erhöhte Blutzuckerwerte; Neigung zu Übergewicht

Dulcamara (Bittersüß, dulc.)

Bewährt bei: Beschwerden, die durch Kälte und Nässe verursacht werden; Reizblase; Asthma bronchiale; Weichteilrheuma

Symptome: Harndrang; häufiges Wasserlassen in kleinen Mengen; akute Blasen- und Harnwegsentzündung mit brennenden Schmerzen beim Wasserlassen; sehr kälteempfindlich; Neigung zu Erkältungen; oft auch schmerzende Muskelverhärtungen und -steife (Hexenschuss); Rheuma im Wechsel mit Durchfall; Atemwegsbeschwerden mit Atemnot im Wechsel mit Ausschlag

− Kälte, Nässe, Wetterwechsel
\+ Wärme

Equisetum (Schachtelhalm, equis.)

Bewährt bei: Harninkontinenz; Einnässen bei Kindern

Symptome: Gefühl als sei die Harnblase voll, wobei Entleerung keine Erleichterung bringt; brennende Schmerzen beim Wasserlassen; unfreiwilliger Harnabgang

− Kälte; langes Sitzen
\+ Hinlegen; Wärme

Espeletia (Espeletia grandiflora, esp-g.)

Bewährt bei: verengten Herzkranzgefäßen; Durchblutungsstörungen; Spinalkanalstenose

Symptome: stechende Schmerzen in den Beinen nach kurzer Wegstrecke, die zum Stehenbleiben zwingen; Kribbeln in den Beinen; Engegefühl im Brustbereich insbesondere durch körperliche Anstrengung; Magendrücken mit Aufstoßen

− Kälte; körperliche Anstrengung

Fabiana imbricata (Pichi-Pichi »falsche Heide«, fab.)

Bewährt bei: wiederkehrenden Harnwegsinfekten und Nierensteinen; Lebererkrankungen; Prostatitis

Symptome: brennende, stechende oder splitterartige Schmerzen während des Wasserlassens, gefolgt von anhaltendem Wundheitsgefühl; dunkler, übel riechender, mitunter blutiger Urin; drückende Schmerzen in der Nierengegend; wiederkehrende Harnwegsinfekte mit der Gefahr einer Nierenbeckenentzündung; Neigung zu Grieß- und Steinbildung; erhöhte Harnsäurewerte

− Kälte
+ Wärme im Nieren- und Blasenbereich

Ferrum jodatum (Eisenjodid, Ferr-i.)

Bewährt bei: Schilddrüsenerkrankungen

Symptome: Druckgefühl an der Schilddrüse, die vergrößert sein kann; hervortretende, brennende, entzündete Augen; Wechsel der Gesichtsfarbe von hektischer Röte zu fahler Blässe; starkes Herzklopfen mit Hitzewallungen; rasche Erschöpfung, verbunden mit sehr emotionalen Reaktionen, Ruhelosigkeit und sprunghaftem Verhalten; bei Frauen besteht oft ein Zusammenhang mit Hormonstörungen, unregelmäßiger Periode oder Myomen

− nachts; Wärme; Ruhe
+ Bewegung

Ferrum metallicum (metallisches Eisen, ferr.)

Passt zu: schwachen, blassen Menschen, die leicht erröten

Bewährt bei: Reizblase; Eisenmangel (Anämie) bei Frauen und jungen Mädchen

Symptome: pulsierende Kopfschmerzen mit Hitzegefühl; Schwindel und Müdigkeit bei niedrigem Blutdruck und raschem Puls; wenig Appetit; Neigung zu wässrigem Durchfall, auch mit Übelkeit und Erbrechen; früh einsetzende Periodenblutung; starke, oft verlängerte Blutung; häufiges Wasserlassen; Gefühl, die Harnblase sei voll; der Urin kann nicht lange gehalten werden; nervös, gereizt und wenig Ausdauer; keine sexuelle Befriedigung; verfroren; häufiger Wechsel der Gesichtsfarbe von rot nach blass; Folge von häufigen Erkältungen, raschem Wachstum oder starker Periodenblutung

− Überanstrengung; nachts; Wärme
+ Ruhe

Flor de Piedra (Steinblüte, flor-p.)

Bewährt bei: Schilddrüsenerkrankungen (Über- und Unterfunktion); Gallenblasenentzündung

Symptome: vergrößerte Schilddrüse, auch Kropfbildung; Beengung und Druckgefühl am Hals, subjektives Empfinden von Schluckbeschwerden; mangelnde Leistungsfähigkeit; ausgeprägte Müdigkeit als Zeichen einer Unterfunktion; innerliche Anspannung, wie gejagt: Sie kommen nicht zur Ruhe; Herzjagen und Schweißausbrüche als Hinweise auf eine Überfunktion; migräneartige Kopfschmerzen mit Sehstörungen und Hitzewallungen; rechtsseitige Bauchbeschwerden; Sodbrennen; gelblich gefärbter, oft weicher Stuhl; rheumatische Schmerzen meist am rechten Arm und Bein; starkes Hautjucken (Kopf, Bauch), oft mit einem trockenen Hautausschlag

Hinweis: Flor de Piedra wird sowohl bei Schilddrüsenunterfunktion als auch bei -überfunktion eingesetzt – bei der Unterfunktion in D6, bei der Überfunktion in D12.

Fraxinus americanus (Weißesche, frax.)

Bewährt bei: Gebärmuttersenkung; Rückenschmerzen; Anämie

Symptome: Druckgefühl im Unterbauch; nach unten ziehende Schmerzen, die bis in die Oberschenkel ausstrahlen; tiefsitzende Rückenschmerzen, als breche das Kreuz; vergrößerte Gebärmutter; klopfende Schmerzen im Hinterkopf

− nachmittags, nachts
+ Schonung

Fucus vesiculosus (Blasentang, fuc.)

Bewährt bei: Schilddrüsenunterfunktion

Symptome: vergrößerte, druckempfindliche Schilddrüse; anhaltendes Hungergefühl; hartnäckige Verstopfung; Kopfschmerzen mit dem Gefühl, die Stirn würde durch einen Ring zusammengeschnürt

Galphimia (Galphimia glauca, galph.)

Bewährt bei: Heuschnupfen; Tierhaarallergie; Asthma bronchiale

Symptome: starkes Augentränen mit Juckreiz; häufiges Niesen und Fließschnupfen, erschwertes Atmen

− Wärme, Schwitzen

Gelsemium (Gelber Jasmin, gels.)

Bewährt bei: lähmungsartiger Schwäche; Migräne

Symptome: zittrige Schwäche; wie betäubt und gelähmt; Sie fühlen sich überfordert; meist dunkelrotes Gesicht; Folgen von Schreck oder Schock; lähmungsartige Schwäche vor Prüfungen »wie erstarrt«; Black-out; migräneartige Kopfschmerzen; Muskelschwäche sowie mangelnde Koordination der Muskeln; fieberhafte Erkältung mit auffallender Müdigkeit und Erschöpfung; Durstlosigkeit; emotional bedingtes Herzstolpern; Gefühl als bleibe das Herz stehen

− abends; Wärme; emotionale Ereignisse
+ frische Luft

Hinweis: zentrales Mittel bei Migräne

Graphites (Reißblei, graph.)

Passt zu: Menschen mit verlangsamtem Stoffwechsel, die zu Übergewicht neigen

Bewährt bei: Hautausschlägen; Neurodermitis; metabolischem Syndrom; Reizdarm-Syndrom; Schilddrüsenunterfunktion; mangelnder Hormonproduktion der Schilddrüse

Symptome: Heißhunger und falsche Ernährung führen zu Übergewicht, gefolgt von Blutzucker- und Fettstoffwechselstörungen; Verdauungsschwäche mit krampfartigen Magenschmerzen, übel riechenden Blähungen und meist hartnäckiger Verstopfung mit knotigem Stuhlgang, häufig auch Hämorrhoiden; unregelmäßige, schwache oder ausbleibende Periodenblutung; juckende Hautausschläge mit gelblich klebrigen, sehr übel riechenden Absonderungen, die Krusten bilden, gefolgt von trockener, rissiger Haut; Neigung zu Narbenbildung (Keloid), auch innerliche Narbenverwachsungen; rissige Nägel, mitunter verfärbt durch Pilzbefall; wenig Ausdauer; die alltägliche Arbeit geht nur langsam voran; verfroren trotz Wärme, ausgeprägte Erkältungsneigung; gedrückte Stimmung

− nach dem Schlaf; morgens
+ frische Luft

Grindelia (Milzkraut, grin.)

Bewährt bei: COPD (chronische Bronchitis); Asthma bronchiale; Schlafapnoe (Atemaussetzer im Schlaf)

Symptome: Atemnot mit pfeifenden Atemgeräuschen; schnarchende Atmung; nächtliche Atemaussetzer; zäher und meist schaumiger Auswurf

− nachts; im Liegen
+ Aufsitzen

Haplopappus (südamerikanische Pflanze)

Bewährt bei: Frühjahrsmüdigkeit; Herbstdepressionen; Kopfschmerzen; niedrigem Blutdruck

Symptome: Kopfschmerzen, oft auch Kopfdruck, mit Benommenheitsgefühl, Schwindel und Schwarzwerden vor Augen bei längerem Stehen; Kreislaufschwäche mit heftigem Herzklopfen; gedrückte Stimmung; Konzentrationsschwäche; anhaltende Müdigkeit; mangelnde Leistungsfähigkeit; Erschöpfung, verstärkt im Frühjahr und Herbst

− vormittags; Wetterumschwung
+ Ruhe

Harpagophytum (Teufelskralle, harp.)

Bewährt bei: Arthrose (vor allem des Hüft-, Knie- und Schultergelenks); Weichteilrheuma; Kniegelenksverletzungen (Bänderzerrung) und Operationsfolgen

Symptome: bewegungsabhängige Schmerzen in Hüft- und Kniegelenken, aber auch in den Schultern: reißend, ziehend, krampfartig mit einseitigem humpelnden Gang, gefolgt von schmerzhaften Verspannungen der Rückenmuskulatur; lang anhaltende Folgen einer Kniegelenksverletzung (Bänderzerrung oder Dehnung; Meniskusverletzung) mit wiederkehrenden Gelenkschwellungen und Bewegungsschmerzen, vor allem nach Belastung (Stehen, Gehen, Laufen)

− Wetterumschwung; Feuchtigkeit
+ Ruhe; im Liegen

Hedera helix (Efeu, hed.)

Bewährt bei: Arthrose; Sehnenscheidenentzündung; Schilddrüsenerkrankungen; Kreislaufschwäche; Nervenschmerzen

Symptome: Schmerzen und Steifigkeit in Gelenken und Muskeln; Nervenschmerzen mit Ameisenlaufen, insbesondere in der linken Schulter mit Ausstrahlung nach rechts mit Taubheitsgefühl und Kribbeln im ganzen Arm bis zu den Fingern

➖ nachts, morgens
➕ Bewegung in der frischen Luft

Hekla lava (Lava des Hekla-Vulkans, hekla)

Bewährt bei: Arthrose; nachlassender Knochendichte (Osteoporose), Problemen mit Zähnen, Zahnimplantaten und Zahnfleisch; Gesichtsneuralgie durch kariöse Zähne

Symptome: Rückgang von Knochendichte, auch der Kieferknochen; Knochenzysten, auch bedingt durch chemische Arzneimittel; Neigung zu Kariesbildung; Gesichtsschmerzen durch kariöse Zähne oder nach Ziehen eines Zahns; Schmerzen im Rückenbereich mit Verlangen, sich zu setzen oder zu liegen, mit Ausstrahlung bis zum Kopf und in die Arme sowie in die Beine; schmerzhaft verspannte Rückenmuskulatur, schmerzhafte Gelenke (Finger, Hände, Füße) wegen Gelenksverschleiß; in Armen und Beinen vermehrt Schmerzen beim Tragen und Heben; Neigung zu Fersensporn

➖ körperliche Belastung
➕ im Liegen; Ruhe

Hydrastis canadensis (Gelbwurz, hydr.)

Bewährt bei: Knötchenflechte (Schleimhautbefall); Magenkeim-Befall (Helicobacter pylori); Tinnitus

Symptome: Mundschleimhaut weist entzündliche Stellen auf, oft weißlich-blass verändert; Neigung zu Aphthen; Zunge weist Zahneindrücke auf; meist rechtsseitige Bauchschmerzen; Senkungsgefühl in der Magengrube; Aufstoßen; bitterer Mundgeschmack; Neigung zu Verstopfung mit Hämorrhoiden; mit Schleim überzogener Stuhl mit anhaltenden Schmerzen nach Stuhlgang; Gallenbeschwerden durch Gallengrieß

➖ Kälte, Wind
➕ Ingangkommen der Ausscheidungen

Hinweis: bewährtes Mittel zur Abwehrstärkung der Schleimhäute im Magen-Darm-Bereich sowie der Atemwege

Hydrocotyle asiatica (Wassernabel, hydrc.)

Bewährt bei: Schuppenflechte; Ekzemen und Wundrose

Symptome: trockene, verdickte, stark gerötete Hautstellen; ausgeprägte Schuppung mit starkem Juckreiz; kreisrunde, abgezirkelte Hautflächen am Körper sowie an Armen und Beinen; Befall der Anal- und Genitalregion

Hyoscyamus (Bilsenkraut, hyos.)

Bewährt bei: Demenz-Erkrankung; Epilepsie

Symptome: argwöhnisches, eifersüchtiges Verhalten; trotzig wie ein Kind; »sieht Gespenster«; körperlich unruhig mit Zittern von Armen und Beinen; Stuhl- und Harninkontinenz

− emotionale Ereignisse; nachts; Hinlegen

Hypericum (Johanniskraut, hyper.)

Bewährt bei: Bandscheibenvorfall; Borreliose; Nervenentzündung und -schmerzen (Neuralgie); Spinalkanalstenose; Restless-legs-Syndrom (unruhige Beine)

Symptome: anhaltende heftige, stechende oder einschießende Schmerzen mit Missempfindungen und Taubheitsgefühl; große Berührungsempfindlichkeit; Folge einer Entzündung, eines Unfalls oder einer Verletzung der Nerven; Schwäche in den Beinen mit Gangunsicherheit; Kopfschmerzen, Schwindel und Benommenheitsgefühl nach Gehirnerschütterung

− Kälte, Wetterwechsel; Berührung

\+ Ruhe

Hinweis: bestes Mittel bei Nervenverletzungen, besonders an Fingern, Zehen und Nägeln

Iris versicolor (Schwertlilie, iris)

Bewährt bei: Migräne (Wochenendmigräne); schwangerschaftsbedingtem Sodbrennen und Erbrechen; Nervenschmerzen

Symptome: heftige Kopfschmerzen, von der Schläfe ausgehend bis zur Stirn ziehend mit Sodbrennen, saurem Aufstoßen, Übelkeit und Erbrechen sowie Durchfall; verschwommenes Sehen und Augenflimmern vor und während des Anfalls; typisches Auftreten in Ruhephasen (Wochenende, Ferien)

− abends, nachts; Ruhe
+ Bewegung

Jodium (Jod, iod)

Bewährt bei: Diabetes mellitus; Schilddrüsenerkrankungen; Gicht; Herzbeschwerden mit erhöhtem Blutdruck

Symptome: Fehlfunktion von Schilddrüse und Bauchspeicheldrüse; ständiges Verlangen zu essen ohne Gewichtszunahme; unstillbarer Durst; anhaltendes Hitzegefühl; Schweißneigung; feuchtkalte Hände und Füße, dabei starker Achselschweiß; Neigung zu unreiner Haut mit Entzündungen, die sich abkapseln; verhärtete Drüsen (Brust, Hoden); anhaltender Fließschnupfen mit Husten und Atemnot; unangenehmes Herzklopfen, was als schnell und unregelmäßig empfunden wird: innerliche Unruhe: Sie fühlen sich getrieben, werden aus nichtigem Anlass sehr impulsiv und wortgewaltig

− Frühjahr, Herbst
+ Essen; Bewegung; im Freien

Kalium carbonicum (Kaliumkarbonat, kali-c.)

Bewährt bei: Herzschwäche; Herzkranzgefäßerkrankung; Angina pectoris; Depressionen

Symptome: schnelles Ermüden; rasch sich einstellende Atemnot; Herzjagen und starkes Schwitzen bei Bewegung und Belastung; angeschwollene Beine (Ödeme) und Augenlider; nächtliches Erwachen; Kreuzschmerzen, auch ins Bein ausstrahlend; überempfindlich gegen Gerüche und Lärm

− nachts 3-5 Uhr; Kälte
+ Wärme

Kalium jodatum (Kaliumjodid, kali-i.)

Bewährt bei: Asthma bronchiale; Krampfhusten

Symptome: trockener, krampfartiger Husten mit weißlichem Auswurf und erschwertem Atmen; die Atemnot verstärkt sich nachts, am frühen Morgen und bei warmem, schwülem Wetter

– nachts; feuchte Wärme
+ frische Luft

Hinweis: bewährtes Heuschnupfenmittel

Kalmia latifolia (Berglorbeer, kalm.)

Bewährt bei: Herzrhythmusstörungen; Angina pectoris; rheumatischen Beschwerden

Symptome: heftiges Herzklopfen; scharfe, drückende oder stechende Herzschmerzen, die in den linken Arm bis zur Hand ausstrahlen; Beklemmungsgefühl in der Brust; ängstlich; Schwächegefühl; rheumatische Schmerzen in Rücken und in Gelenken mit Taubheitsgefühl

– Liegen auf der linken Seite; Bewegung; Bücken
+ Rückenlage

Lachesis (Gift der Buschmeisterschlange, lach.)

Passt zu: impulsiven Menschen, die auf ihren Vorteil bedacht sind und andere gerne manipulieren

Bewährt bei: Wechseljahresbeschwerden; erhöhtem Blutdruck im Klimakterium; Schlaganfall (Folgen); Epilepsie

Symptome: überempfindlich gegen Berührung; Beengungsgefühl, besonders an Taille und Hals; ausgeprägte Hitzewallungen mit starken Schweißausbrüchen, oft auch mit Frieren; Beklemmungsgefühl in der Brust; Herzklopfen und Kreislaufschwäche; linksseitige Beschwerden mit Wechsel zur rechten Seite; Nasenbluten; Neigung zu Halsschmerzen mit Kloßgefühl; heftige emotionale Reaktionen wie Misstrauen und Eifersucht; gereizte Stimmung; sehr redefreudig und mitteilsam; ruhelos

− nach dem Schlaf; Wärme
+ Abkühlung; Absonderungen aller Art (Sekret, Schweiß, Periodenblutung, Schleim)

Hinweis: wichtiges Frauenmittel, vor allem in den Wechseljahren

Lachnanthes (Rotwurzel, Wollnarzisse, lachn.)

Bewährt bei: Rückenschmerzen; Torticollis (»Schiefhals«); Beschwerden durch Nervenschädigung

Symptome: Halswirbelsäule ist wie verrenkt, die Schmerzen erfassen den gesamten Nacken- und Schulterbereich; Drehen des Kopfes ist extrem schmerzhaft; verkrampfte Halsmuskulatur; Gefühl »eingeschlafener Finger« oder ziehende, brennende Schmerzen im Arm, die bis in die Hand ausstrahlen; Schmerzhaftigkeit der Kopfhaut bei Berührung; migräneartige Kopfschmerzen durch schmerzhaft verspannte Nackenmuskulatur; der Kopf fühlt sich vergrößert an; Gefühl, als stünden die Haare zu Berge

− Kälte; Bewegung
+ Wärme

Latrodectus mactans (Schwarze Witwe – Spinnengift, lat-m.)

Passt zu: extrem ruhelosen Menschen, die ständig unter Strom stehen und schlecht entspannen können

Bewährt bei: Angina pectoris; Herzkranzgefäßerkrankung; Herzinfarkt (Nachsorge); Durchblutungsstörungen

Symptome: anfallsweise auftretende stechende Herzschmerzen mit Gefühl von Herzenge und erschwertem Atmen mit Gefühl, keine Luft zu bekommen: Sie müssen nach Luft schnappen; bis in den Arm ausstrahlende Schmerzen, auch mit Kribbeln in den Fingern; Kältegefühl der weiß-rot gefleckten Haut; kreislaufbedingte Schwäche; starkes Angstgefühl

− geringste Bewegung; Schlafmangel
+ Ruhe

Laurocerasus (Kirschlorbeer, laur.)

Bewährt bei: Angina pectoris; Herzkranzgefäßerkrankung

Symptome: krampfartige, stechende Herzschmerzen; Herzklopfen mit Angst und Beklemmungsgefühl in der Brust; unregelmäßiger Puls; erschwertes Atmen mit schleimigem Husten; kalte, oft feuchte Haut; Neigung zu Kreislauf- und Herzschwäche, dabei Atembeschwerden

− Wärme; Anstrengung
+ frische Luft

Hinweis: bewährtes Mittel bei älteren Menschen mit Herzschwäche und Atembeschwerden

Ledum (Sumpfporst, led.)

Bewährt bei: Arthritis und Arthrose; Borreliose; Gicht; erhöhten Harnsäurewerten

Symptome: Entzündung, beginnend mit Gelenkschmerzen in Füßen und Knien, dann in den Fingern; brennendes Gefühl: das Gelenk ist heiß und geschwollen, es schmerzt bei Bewegung; typische, druckschmerzhafte Gichtknoten an den Gelenken

− Wärme; Bewegung
+ kaltes Wasser

Hinweis: wertvolles Rheumamittel, wenn die Schmerzen von unten nach oben wandern

Lilium tigrinum (Tigerlilie, lil-t.)

Bewährt bei: Ausfluss, vor allem durch Trichomonaden-Infektion (Scheidenpilzinfektion); Wechseljahresbeschwerden

Symptome: gelb-grünlicher, stinkender Ausfluss; starker Juckreiz im Scheidenbereich; Senkungsgefühl, als würde die Scheide nach unten drängen; schmerzende Brüste bei schmerzhafter, unregelmäßiger Monatsblutung, auch als Zeichen beginnender Wechseljahre; Herzbeschwerden mit Herzrasen und -stolpern

− abends; in warmen Räumen
+ im Freien; Bewegung

Hinweis: unverzichtbar, wenn das Herz während der Wechseljahre Probleme macht

Lobelia (Indianischer Tabak, lob.)

Bewährt bei: Asthma bronchiale; Reizhusten; Magenkrämpfen; Reizzuständen des Vagusnervs

Symptome: Engegefühl in der Brust durch krampfartigen Husten; erschwerte Ausatmung; Atemnot bei Anstrengung und Husten; Kurzatmigkeit; Übelkeit durch angestrengtes Atmen; blasses oder bläuliches Aussehen; kalte Schweißausbrüche; Schwangerschaftserbrechen; Angstgefühle

− morgens; im Liegen
+ Wassertrinken

Hinweis: bewährtes Mittel zur Nikotinentwöhnung

Luffa operculata (Kürbisschwämmchen, luf-op.)

Bewährt bei: Hausstaubmilben- und Schimmelpilzallergie; Heuschnupfen; Tierhaarallergie

Symptome: luf-op. D6 – zäher Schleim in Rachen und Nase, vor allem morgens und vormittags; Schleim, der zum Räuspern und Hüsteln reizt mit Brennen im Hals; tagsüber oft sehr trockene Nasenschleimhaut mit Borken oder anhaltend zäher Schleim, wobei die Nase ständig verstopft ist.
luf-op. D12 – dünnflüssiger Nasenschleim mit regelrechten Niesanfällen und verstopfter Nase: Sie müssen durch den Mund atmen; Brenngefühl im Rachen; Mundtrockenheit; immer wieder Stirnkopfschmerzen

− trockene (Zimmer-)Luft
+ im Freien

Hinweis: wichtiges Mittel, wenn die Allergie mit häufigen Nasennebenhöhlenentzündungen verbunden ist

Lycopodium (Bärlapp, lyc.)

Passt zu: unsicheren Menschen, die es tunlichst vermeiden, neue Dinge auszuprobieren, wenn andere ihnen dabei zusehen – aus Angst, sie könnten sich blamieren.

Bewährt bei: Divertikulose; Völlegefühl und Blähungen (»viel Luft im Darm«); Gallensteinen

Symptome: starkes Völlegefühl mit kolikartigen Schmerzen; Überempfindlichkeit gegen Kleiderdruck oder Berührung; saures Aufstoßen und Sodbrennen; Heißhunger mit raschem Sättigungsgefühl; Abneigung gegen Fleisch, Brot und kalte Getränke; ausgeprägtes Verlangen nach Süßigkeiten und warmen Speisen (Suppe); Leberbelastung mit rechtsseitigen Beschwerden

− Wärme; am späten Nachmittag; rechte Seite
+ Bewegung; nach Mitternacht

Lycopus virginicus (Virginischer Wolfsfuß; lycps-v.)

Bewährt bei: Herzrhythmusstörungen

Symptome: unregelmäßger, oft beschleunigter Puls; Herzschmerzen mit Angst, Zittern und Unruhe; starkes Schwitzen; Folge von Schilddrüsenüberfunktion oder Wechseljahren

− Wärme; Bewegung
+ kühle Luft

Hinweis: unverzichtbar zur Senkung des erhöhten Blutdrucks

Magnesium chloratum (Magnesiumchlorid, mag-m.)

Bewährt bei: Milch-Eiweiß-Unverträglichkeit; Migräne und anderen Kopfschmerzen; Schilddrüsenüberfunktion

Symptome: drückender Schmerz in der Lebergegend; vergrößerte Leber; Völlegefühl im Bauch; gelbe Zunge; Neigung zu Verstopfung mit knotigem Stuhl; Muskelschmerzen; Ruhelosigkeit trotz Erschöpfung; lärmempfindlich

− nach dem Essen; Liegen auf der rechten Seite
+ Druck; Bewegung

Hinweis: wichtiges Mittel bei chronischen Leberbeschwerden

Magnesium jodatum (Magnesiumjodid, mag-i.)

Bewährt bei: Prostataleiden

Symptome: Prostatavergrößerung mit häufigem Harndrang; Brennen während des Wasserlassens; unwillkürlicher Urinabgang beim Gehen; brennende und stechende Schmerzen im Hoden und am Damm, besonders bei angeregter Darmtätigkeit; Beschwerden durch anhaltende Prostataentzündung (Prostatitis); nervös-gereizte Stimmung; cholerisches Wesen

− Kälte; morgens
+ Wärme

Mahonia aquifolium (Mahonie)

Bewährt bei: Akne (vor allem bei Männern); Schuppenflechte

Symptome: unreine, mit vielen Mitessern durchsetzte Haut mit Entzündungsneigung; eitrige Hautstellen (Pusteln); hartnäckige Akne; starke Schuppung, oft auch hell glänzende Haut; Befall behaarter Körperstellen mit Juckreiz; nach dem Kratzen blutet die Haut; nicht heilende Risse, beispielsweise an Fingerkuppen und am Nagelbett

− Bewegung
+ Ausscheidungen

Mandragora (Alraune, mand.)

Passt zu: frostigen Menschen, die überempfindlich auf Geräusche und Gerüche reagieren und einen gesteigerten Appetit haben

Bewährt bei: Darmträgheit; Magen- und Zwölffingerdarmgeschwür (Ulcus); Migräne und anderen Kopfschmerzen; Nervenschmerzen; rechtsseitigen Beschwerden

Symptome: stark geblähter Bauch mit Völlegefühl; krampfartige Bauchschmerzen, die sich durch Abgang von Blähungen bessern; sehr druckempfindlicher und schmerzhafter Magenbereich mit Besserung nach dem Essen; ständiges Aufstoßen; hartnäckige Verstopfung mit schmerzhaftem Stuhlgang, auch wegen Hämorrhoiden; Durchfall nach tagelanger Verstopfung; trockenes, pelziges Gefühl im Mund

− um Mitternacht; fette Speisen
+ im Liegen; Rückwärtsbeugen

Mercurius solubilis (Quecksilber, merc.)

Passt zu: ruhelosen, gehetzten Menschen, die schnell impulsiv und aufbrausend reagieren

Bewährt bei: Borreliose; Erkrankungen mit Eiterbildung; Colitis ulcerosa; Nervenschmerzen; rheumatischen Beschwerden

Symptome: schmerzhafte Entzündungen an Haut oder Schleimhaut; Nervenschmerzen sowie druckschmerzhafte Lymphknotenschwellungen (Hals, Achsel, Leiste); immer wieder hochakute eitrige Entzündungen; süßlich riechender, klebriger, oft öliger Schweiß, der die Wäsche gelb färbt, besonders nachts; metallischer Geschmack im Mund; unangenehmer Mundgeruch; starker Speichelfluss; Zahneindrücke in der Zunge; großer Durst; unruhiges, impulsives Verhalten; kontaktscheu und misstrauisch

− nachts; nasses, feuchtes Wetter; Liegen auf der rechten Seite
+ gemäßigte Temperaturen; Ruhe

Mezereum (Seidelbast, mez.)

Bewährt bei: Borreliose; Nervenschmerzen; Gürtelrose, wenn noch Bläschen sichtbar sind

Symptome: blitzartig auftretende, heftige, brennende oder stechende Schmerzen; Taubheitsgefühl und Juckreiz; Überempfindlichkeit gegen Berührung als Folge von Gürtelrose, vor allem an Rücken, Bauch und Gesäß; Nervenschmerzen durch länger zurückliegende Borrelien-Infektion (Neuroborreliose)

− nachts; Kauen; Sprechen; feuchtkaltes Wetter
+ Wärme, warme Anwendungen

Myrtillocactus (Heidelbeerkaktus)

Bewährt bei: Herzinfarkt (Nachsorge); Herzschmerzen; verengten Blutgefäßen

Symptome: immer wieder Druckgefühl und Enge im Brustbereich; ziehende Schmerzen; verstärktes Herzklopfen; Atemnot durch körperliche Anstrengung

− Wetterumschwung
+ Ruhe

Naja (Gift der Brillenschlange, naja)

Bewährt bei: Angina pectoris; Herzinfarkt (Nachsorge); Herzmuskelentzündung; Herzschwäche

Symptome: krampfartige, auch stechende Herzschmerzen, häufig nachts; Ausstrahlung in den linken Arm, die Schulter und den Nacken; starkes Herzklopfen mit Beklemmungsgefühl in der Brust; unregelmäßiger Pulsschlag; Hustenanfälle mit schleimigem Auswurf; eingeschränkte Leistungsfähigkeit; große Angst bis zur Todesfurcht; ausgeprägtes Pflichtbewusstsein

− Bewegung, Anstrengung; feuchtwarmes Wetter
+ frische Luft

Hinweis: bewährt bei Beschwerden durch Herzklappenfehler

Natrium chloratum (Kochsalz, nat-m.)

Passt zu: introvertierten Menschen, die ihren Kummer in sich »hineinfressen« und einmal zugefügtes Unrecht nicht vergessen können

Bewährt bei: Akne; »Mallorca«-Akne (Dermatitis solaris); Hautauschlägen; Ausfluss (Fluor vaginalis); trockener Vaginalschleimhaut in den Wechseljahren

Symptome: typischer Befall der »T-Zone« im Gesicht; an der Stirn-Haar-Grenze sowie im Nasen- und Kinnbereich ist die Haut fett, unrein, neigt zu Entzündungen; im übrigen Gesichtsbereich, vor allem an den Wangen, ist die Haut eher trocken und schuppend; Ausschläge vor allem in Gelenkbeugen, an Ohr und Hals; Herpes durch direkte Sonne; anhaltend trockene, rissige Lippen; dünner, wässriger, wund machender Ausfluss mit entzündlich gereizten und schmerzhaften Schamlippen; trockene Schleimhaut in den Wechseljahren; Hautreaktionen durch anhaltenden Kummer; fahl-blasse Haut; Verlangen nach salzigen, gut gewürzten Speisen; großer Appetit ohne Gewichtszunahme; starkes Durstgefühl; seelische und körperliche Beschwerden verstärken oder bessern sich durch Sonne und Meer

− morgens; Sonne; Stress
+ frische Luft

Hinweis: Eine andere Bezeichnung für Natrium chloratum ist Natrium muriaticum.

Natrium sulfuricum (Natriumsulfat, nat-s.)

Bewährt bei: Asthma bronchiale; Kopfschmerzen (nach Unfall)

Symptome: trockener oder gelblich-schleimiger Husten mit starken Atembeschwerden; hörbares Pfeifen und Rasseln in der Lunge; aufgeschwemmtes Aussehen (um die Augen, Beine) durch Wassereinlagerungen; morgendliche Durchfälle

− feucht-kaltes Wetter
+ Wärme

Hinweis: wichtiges Mittel, wenn feucht-kaltes Wetter die Atembeschwerden verschlimmert (»Herbstasthma«)

Nux vomica (Brechnuss, nux-v.)

Passt zu: gestressten, überarbeiteten Workaholics

Bewährt bei: Fibromyalgie; Hämorrhoiden; Kopfschmerzen; Reizmagen-Syndrom; Rückenschmerzen; Schwermetallbelastung; Tinnitus; Verstopfung

Symptome: Kopfschmerzen und Ohrgeräusche als Folge von Stress und Anspannung oder durch ungesunde Ernährung; Schwere- und Völlegefühl im Magen; empfindlich gegen Kleiderdruck, morgendliche Übelkeit mit Brechreiz, schlimmer durch Zähneputzen; saures, bitteres Aufstoßen; krampfartige Magenschmerzen (Nüchternschmerz) mit Übelkeit und Erbrechen; müde und abgespannt nach dem Essen; anhaltender erfolgloser Stuhldrang; Neigung zu Hämorrhoiden; schmerzhaft verspannte Rückenmuskulatur, oft verbunden mit Spannungskopfschmerzen; Schmerzen im Nacken-Schulterbereich; brettharte Muskeln; Sie können sich im Bett kaum umdrehen vor Schmerzen; hoher Verbrauch allopathischer Arzneimittel (wie Schmerzmittel); ausgeprägtes Verlangen nach Genussmitteln (Nikotin, Kaffee, Alkohol); Folge von emotionaler Belastung wie Stress, innerer Anspannung und Überforderung

− nach dem Essen; morgens; Kälte
+ Wärme

Hinweis: zur Entwöhnung von Abführmitteln sowie zur Begleitbehandlung, wenn Schmerzmittel die Darmträgheit verursachen

Okoubaka (Schwarzafrikanischer Rindenbaum, okou.)

Bewährt bei: Borreliose; Magenkeim-Befall (Helicobacter pylori); Nahrungsmittelallergie; Reizdarm-Syndrom; Schwermetallbelastung; Problemen mit Zähnen, Zahnimplantaten und Zahnfleisch

Symptome: trockener Mund; pappiger Mundgeschmack; weißgelblich belegte Zunge; anhaltende Schwellung und Blutungsneigung des Zahnfleisches, auch mit Taschenbildung (Parodontose); zunehmender Juckreiz an Lippen und Gaumen nach dem Essen; Aufstoßen, Übelkeit, Völlegefühl und starke Blähungen, gefolgt von starkem Durchfall; unregelmäßiger Stuhlgang; Scheidenpilzinfektion bei Frauen

− Tabakrauch
+ Fasten

Hinweis: bewährtes Mittel, um Darmflora und Darmtätigkeit sowie Vaginalflora zu stabilisieren (längerfristige Einnahme)

Ornithogalum umbellatum (Milchstern, orni.)

Bewährt bei: Magen- und Zwölffingerdarmgeschwür (Ulcus)

Symptome: aufgetriebener Bauch mit Druckgefühl, das bis in die rechte Flanke ausstrahlt; übel riechendes Aufstoßen, oft auch schleimiges Würgen oder Erbrechen; Magenschmerzen beim Essen; nächtliche Übelkeit; allgemeine Erschöpfung

+ körperliche Entspannung

Paeonia (Pfingstrose, paeon.)

Bewährt bei: Enddarmerkrankungen (Proktologie) wie Hämorrhoiden, Analfissuren oder Druckgeschwüren (Dekubitus)

Symptome: Juckreiz und Nässen am After; Hautausschläge; angeschwollene, entzündliche Hämorrhoiden; Brennschmerz während und nach dem Stuhlgang; Neigung zu bräunlichem, breiigem, übel riechendem Stuhl; Schwächegefühl im Bauchraum nach Stuhlgang; schlecht heilende Wunden und Druckgeschwüre an Füßen und Steißbein

Paloondo (Larrea mexicana, palo.)

Bewährt bei: Bandscheibenvorfall (Nachbehandlung); Osteoporose; Rückenschmerzen

Symptome: schmerzhaft verspannter Rücken mit starker Bewegungseinschränkung; Folge von Osteoporose oder Abnutzung der Bandscheiben; schmerzhaft eingeschränkte Gelenkbeweglichkeit durch Verschleißerscheinungen

− abends; längeres Stehen
+ Wärme

Paris quadrifolia (Einbeere, par.)

Bewährt bei: Migräne und migräneartige Kopfschmerzen; Trigeminusneuralgie; Glaukom (Grüner Star)

Symptome: migräneartige Kopfschmerzen; pulsierende, stechende Gesichtsschmerzen, die in den Scheitel oder in die Augen ausstrahlen, häufig linksseitig; Druckgefühl in den Augen mit dem Gefühl, als seien die Augen zu groß und als würde eine Schnur von den Augen zum Hinterkopf gezogen; plötzlich auftretende, teilweise oder vollständige einseitige Sehstörung: Sie sehen Gegenstände dunkel verschwommen oder gar nicht; Missempfindungen im Kopfbereich (Ameisenlaufen); dumpfe Kopfschmerzen nach Abklingen der Sehstörung; teilweise Geruchsstörungen: alles riecht unangenehm

− Berührung; geistige Anstrengung
+ Druck

Passiflora incarnata (Passionsblume, passi.)

Bewährt bei: Schlafstörungen; Nervenschmerzen

Symptome: Einschlafstörungen durch innere Unruhe; nächtliches Erwachen mit Einschlafstörungen; oberflächlicher Schlaf; Albträume; Folge von Überforderung oder Missbrauch chemischer Schlafmittel; nächtliche Hustenanfälle; tagsüber oft heftige Kopfschmerzen, als würde die Schädeldecke weggesprengt; schmerzhafte Muskeln; Blähungen und Völlegefühl nach dem Essen

Hinweis: schlafförderndes, nervenberuhigendes Mittel

Perilla ocymoides (Schwarznessel)

Bewährt bei: Gicht und erhöhten Harnsäurewerten

Symptome: schmerzhafte Gichtanfälle; Nierensteine; Stoffwechselstörungen mit erhöhten Kalzium- oder Harnsäurewerten

Petroleum (Steinöl, petr.)

Bewährt bei: Hautausschlägen wie Neurodermitis; rissiger Haut; Tinnitus; Reiseübelkeit mit starkem Schwindel; depressiver Verstimmung; Schwangerschaftserbrechen

Symptome: Schwindelanfälle bei Bewegung, beim Fahren, Fliegen und durch Fahrzeugabgase mit Übelkeit, Brechreiz und Erbrechen; Verdauungsbeschwerden mit nächtlichem Heißhunger oder Hungergefühl nach Durchfall; fauliger Mundgeruch, Abneigung gegen Fettes und Fleisch; blutig gekratzte, rissig-schrundige oder nässende, übel riechende Hautausschläge, auch an Haut-Schleimhaut-Übergängen (Augen, Nase, Mund, After); rissige Hände; eingerissene Fingerspitzen und Fersen mit tiefen, schmerzhaften Schrunden; Einrisse an den Ohrläppchen, gedrückte Stimmung

− Kälte, Winter; Ärger, Aufregung
+ Wärme, trockenes Wetter

Hinweis: wichtiges Mittel bei Reiseübelkeit

Petroselinum (Petersilie, petros.)

Bewährt bei: Reizblase; Hämorrhoiden; Harninkontinenz; nächtlichem Einnässen; Prostatavergrößerung

Symptome: plötzlich einsetzender starker Harndrang: Sie erreichen kaum die Toilette; einige Urintropfen gehen oft vorher ab; Brennen beim Wasserlassen oder Missempfindungen wie Drücken oder Ziehen: Gefühl als seien Blase und Harnröhre ständig gereizt, auch als Folge von Operation oder Entbindung; Beißen oder Jucken tief in der Harnröhre; Hämorrhoiden mit starkem, unerträglichem Juckreiz

− nachts
+ Wärme

Phosphorus (Phosphor, phos.)

Passt zu: schlanken, unruhigen Menschen mit viel Phantasie und Bewegungsdrang

Bewährt bei: Diabetes mellitus; Schlafstörungen; Tinnitus; Erschöpfung; Kopfschmerzen; Schwindel; Schwächeanfällen; Blutungsneigung (häufiges Nasenbluten); Magengeschwür; Kopfschmerzen und Migräne; Glaukom (Grüner Star)

Symptome: widerhallende Ohrgeräusche; hohe Geräuschempfindlichkeit; schleichend sich entwickelnde Schwerhörigkeit; phasenweise Heißhunger und starkes Durstgefühl, vor allem nachts; Verlangen, öfter mal eine Kleinigkeiten zu essen; häufig saurer Mundgeschmack und brennende Schmerzempfindungen, auch in Speiseröhre und Magen; spontanes Nasenbluten; kleine Wunden bluten lange; verlängerte Periodenblutung; Blutergüsse (»blaue Flecken«) beim geringsten Stoß; Schwächezustand nach Entbindung, Stillzeit, Erkrankung und Blutverlust; wenig ausdauernd und rasch erschöpft: Sie legen immer wieder Ruhepausen ein; geringste emotionale Ereignisse bringen das seelische und körperliche Gleichgewicht durcheinander; Furcht im Dunklen, bei Gewitter: Sie sehen überall »Gespenster«; Vorahnungen; Zusammenzucken beim geringsten Geräusch; Abneigung, allein zu sein

− abends, nachts; emotionale Ereignisse
+ kurze Ruhephasen

Hinweis: Phosphor-Menschen haben oft eine Neigung zu Hypoglykämie (Unterzucker) mit Kopfschmerzen und zittriger Schwäche, vor allem dann, wenn sie eine Mahlzeit auslassen.

Picrorhiza (Katuka-Pflanze)

Bewährt bei: erhöhten Leberwerten durch Chemotherapie; Leberentzündung; Krebserkrankung (Folgen von Chemotherapie)

Symptome: allgemeine Schwäche und Müdigkeit; Appetitlosigkeit; Druckschmerzen im Oberbauch; Verstopfung; Hautjucken; trockene Haut; trocken-rissige Hautausschläge; Folgen einer Leberfunktionsstörung

− körperliche Belastungen
+ Ruhe

Plumbum metallicum (Blei, plb.)

Bewährt bei: Demenz-Erkrankung; Parkinson-Krankheit; Epilepsie; erhöhtem Blutdruck, wenn der untere Wert (diastolischer Wert) anhaltend erhöht ist; Arteriosklerose; Anämie; Tinnitus

Symptome: ängstliche Verwirrtheit; bedrückte Stimmung; wie ausgezehrt; ungelenke Bewegungen; versteinerte Mimik; Muskelverkrampfungen mit Zittern und Zucken von Armen und Beinen; Schwindelanfälle und Kopfschmerzen; krampfartige Schmerzen in den Beinen wegen mangelnder Durchblutung; blasse, trocken-faltige (Gesichts-)Haut mit Neigung zu Hautauschlägen; schmerzhafte Berührungsempfindlichkeit

− nachts; in Bewegung
+ fester Druck

Podophyllum (Maiapfel, podo.)

Bewährt bei: Darmentzündung (Colitis ulcerosa, Morbus Crohn)

Symptome: morgendliches Erwachen mit heftigem Rumoren und Gluckern im Bauch; starker Stuhldrang, sodass die Toilette kaum erreicht werden kann; explosionsartiger, wässriger, übel riechender Durchfall mit Unverdautem und Beimengung von Schleim und Blut, oft auch mehrfach am Morgen; geschwächt und müde nach dem Durchfall; Sommerdurchfälle

Populus (Espe, pop.)

Bewährt bei: Prostataleiden; Neigung zu Harnwegsinfekten in der Schwangerschaft

Symptome: wiederkehrende Entzündungen an Harnwegen und Prostata, auch als Folge einer Operation; brennende Schmerzen hinter dem Schambein beim Wasserlassen; ständiger Harndrang oder erschwertes Wasserlassen; schleimig durchsetzter Urin

− Kälte; nach dem Wasserlassen
+ Wärme

Propolis (Bienenharz, propl.)

Bewährt bei: Diabetes mellitus; Schwermetallbelastung; Leber-Galle-Leiden; Allergien

Symptome: Schilddrüsenfehlfunktion oder -entzündung; Leberschwäche mit Verdauungsstörungen; mangelnde Funktion der Bauchspeicheldrüse mit Störung des Blutzucker- und Stoffwechselgeschehens; Hautentzündungen; akneähnlicher Ausschlag oder Neurodermitis; Neigung zu Zahnfleischentzündungen, Aphthen und Lippenherpes; allergische Erkrankungen mit Fließschnupfen und Augentränen; rheumatische Muskel- und Gelenkschmerzen; mangelnde Leistungsfähigkeit; abgeschlagen, dann wieder wie unter Strom

− körperliche Anstrengung
+ Ruhephasen; nach dem Schlaf

Hinweis: wichtiges Mittel bei (langjähriger) Schwermetallbelastung, Impfunverträglichkeit und Folge einer Virusinfektion

Pulsatilla (Küchenschelle, puls.)

Passt zu: nachgiebigen, harmoniebedürftigen Menschen

Bewährt bei: Akne; Wechseljahresbeschwerden; Beschwerden in der Pubertät

Symptome: ständiges Frieren und starke Hitzewallungen; Unverträglichkeit von (Zimmer-)Wärme mit Verlangen nach frischer Luft; auffallend geringes Durstgefühl; ausgeprägte Infektneigung, verstärkt durch Kälte und Nässe; alle Absonderungen sind mild und gelblich; eitrige Hautentzündungen durch fettes Essen (Schweinefleisch, Pommes frites) sowie durch hormonelle Störungen; unregelmäßige Periodenblutung; Stimmungsschwankungen, oft launisch und »nahe am Wasser gebaut«; sehr liebesbedürftig; ständiger Wechsel seelischer und körperlicher Beschwerden

− Wärme; kalte Füße; fette Speisen
+ frische Luft

Ranunculus (Hahnenfuß, ran-b.)

Bewährt bei: Nervenschmerzen (Postzoster-Neuralgie); Heuschnupfen, Depressionen

Symptome: stechende, einschießende Schmerzen nach Gürtelrose; die Bläschen trocknen ab oder sind bereits verschwunden; befallen sind Brustkorb oder Gesicht, oft mit Augenentzündung

− Kälte, Wetterwechsel; Berührung
+ Schwitzen

Rhus toxicodendron (Giftsumach, rhus-t.)

Bewährt bei: Bandscheibenvorfall; Fibromyalgie; Rückenschmerzen; Nesselsucht; Herpes; Gürtelrose

Symptome: Schmerzen in Armen oder Beinen mit Verschlimmerung zu Beginn der Bewegung (Anlaufschmerz); Nervenschmerzen vom Arm bis in die Finger oder vom Bein bis in den Fuß ausstrahlend; starke Schmerzen in Sehnen und Sehnenansätzen (Trigger-Points), die mitunter in den Muskel oder ins Gelenk ausstrahlen; Verlangen nach Bewegung und Lageveränderung

− feuchtkaltes Wetter; Überanstrengung
+ Wärme; fortgesetzte Bewegung

Hinweis: Hauptmittel bei Folgen von Überanstrengung

Robinia pseudacacia (Falsche Akazie, rob.)

Bewährt bei: Speiseröhrenentzündung; Säurebeschwerden während der Schwangerschaft

Symptome: häufiges saures Aufstoßen, sodass die Zähne stumpf erscheinen; Sodbrennen mit Magenschmerzen, die bis zu den Schulterblättern ausstrahlen; säuerlich riechender Stuhl

− fette Speisen; nachts
+ Schonung

Sabadilla (Läusesamen, sabad.)

Bewährt bei: Hausstaubmilben- und Schimmelpilzallergie; Kopfschmerzen und Migräne

Symptome: anhaltende Niesanfälle; starke Geruchsempfindlichkeit; Brennen und Kitzeln in der Nase; Juckreiz am Gaumen; anfangs sehr dünnflüssiger Schnupfen, der zunehmend dicker und zäher wird und die Nasenatmung behindert, oft mit Stirnkopfschmerzen und tränenden Augen

− Kälte
+ Wärme

Sabdariffa (Malve, Hibiscus, hib-sa.)

Bewährt bei: Venenschwäche und Krampfadern; Lymphstauungen nach (Brust-)Operation; venösen Stauungen

Symptome: deutlich sichtbare Venen; Besenreiser; geschwollene Beine mit schmerzhaften Krampfadern; angeschwollene Knöchelregion bei längerem Stehen; bräunliche Verfärbung der Haut über den Venen infolge einer Venenentzündung

− Sitzen, Stehen
+ Bewegung

Sanguinaria canadensis (Blutwurz, sang.)

Bewährt bei: Migräne; Wechseljahresbeschwerden (wie erhöhter Blutdruck); Gesichtsneuralgie

Symptome: ziehende Schmerzen, die vor allem von der rechten Schulter und dem Nackenbereich ausgehend bis in den Arm ausstrahlen, oft mit pelzigen Fingern; rechtsseitige, migräneartige Kopfschmerzen mit Schwindel, Übelkeit und bitter-galligem Erbrechen; Neigung zu unleidiger, gereizter Stimmung

− morgens, abends; Kälte
+ Schlaf

Sarsaparilla (Stechwinde, sars.)

Bewährt bei: Knötchenflechte; Hautausschlägen nach Impfungen; Harnwegsbeschwerden

Symptome: rötliche, angeschwollene und verhärtete Hautstellen, die sehr stark jucken; entzündete, nässende Haut durch ständiges Kratzen; Neigung zu Harnwegsentzündungen mit häufigem Wasserlassen oder zu rheumatischen Beschwerden

− Kälte, Feuchtigkeit
+ Wärme; Bewegung

Scutellaria lateriflora (Helmkraut, scut.)

Bewährt bei: Migräne und Kopfschmerzen; Schlafstörungen

Symptome: anfallsweise migräneartige Kopfschmerzen mit schmerzenden Augen; saures Aufstoßen; häufiges Wasserlassen; trotz Erschöpfung Ein- und Durchschlafstörungen mit unruhigem Schlaf und heftigen Albträumen; körperliche Unruhe; pessimistische Grundstimmung

− Sinneseindrücke; nach Krankheit
+ Ruhe

Secale cornutum (Mutterkornpilz, sec.)

Bewährt bei: Durchblutungsstörungen; Spinalkanalstenose; Raynaud-Syndrom, Polyneuropathie der Beine; Arteriosklerose; Bluthochdruck

Symptome: Taubheitsgefühl und Missempfindungen wie Kribbeln und Brennen bis zu schmerzhaftem Empfinden: wie von Nadeln gestochen; weißlich-bläulich verfärbte Haut mit Kältegefühl; Hände und Füße fühlen sich meist eiskalt an

− Bewegung; Berührung
+ Ruhe

Selenium (Selen, sel.)

Passt zu: Menschen, die über ständige Schwäche und Müdigkeit klagen

Bewährt bei: Akne; Haarausfall; Prostatabeschwerden; Impotenz; Depressionen mit Müdigkeit

Symptome: viele dunkle Mitesser und sichtbar gefüllte Talgdrüsen, die beim Drücken weißlichen Talg entleeren; fettige, ölige (Gesichts-)Haut; Neigung zu eitrigen Entzündungen im Gesicht; starker, übel riechender Schweiß; vorzeitiger Samenerguss oder unvollkommene Erektionen; dünnes, wässriges Sperma

− Wärme; vor und während der Menses
+ am Abend

Senega (Schlangenwurzel, seneg.)

Bewährt bei: COPD (chronische Bronchitis); Asthma bronchiale

Symptome: rau klingender Husten; pfeifende Atemgeräusche; zäher, reichlicher Schleim; Atemnot; Wundheitsgefühl im Brustbereich; Brennen in den Luftwegen

− morgens; kalte Luft
+ Schwitzen

Sepia (Tintenfisch, sep.)

Passt zu: reizbaren Frauen, die sich durch die Doppelbelastung Familie und Beruf überfordert fühlen und am liebsten weglaufen würden

Bewährt bei: (hormonell bedingter) Akne; Gebärmuttersenkung; Harninkontinenz (Blasenschwäche); Wechseljahresbeschwerden

Symptome: häufiger Harndrang, verstärkt durch seelische Ereignisse (Kummer, Mitleid); unfreiwilliger Harnabgang oft nur weniger Tropfen bei körperlicher Belastung wie Heben und Tragen sowie durch Erschütterung wie Husten, Lachen und Joggen; Blasenschwäche infolge von Entbindung oder Operation; Mitesser und eitrige Entzündungen im Bereich der Mund- und Kinnpartie; unter der Haut liegende Pickel, die sich nicht ausdrücken lassen; Hautausschlag nach Absetzen der Pille; fleckige, bräunliche Haut als Zeichen einer Pigmentstörung sowie Leberflecken, Muttermale und Warzen; starker, übel riechender Schweiß; ausgeprägte dunkle Behaarung bei Frauen (oft sportlich maskuliner Typ); große Reizbarkeit: Beim geringsten Anlass reagieren Sie mit Wutausbrüchen; emotional und körperlich überfordert; Gleichgültigkeit gegenüber beruflichen Pflichten und Familie

- Periodenblutung
+ körperliche Bewegung

Silicea (Kieselsäure, sil.)

Bewährt bei: Divertikulose; Venenschwäche und Krampfadern; Osteoporose; Problemen mit Zähnen, Zahnimplantaten und Zahnfleisch; Rachitisprophylaxe; Infekt- und Entzündungsneigung mit verzögerter Heilung; Bindegewebsschwäche

Symptome: Darmdivertikel mit Verdauungsbeschwerden wie Magendrücken, Aufstoßen, Blähungen und Verstopfung; anhaltend entzündetes Zahnfleisch, das sich zurückbildet; Zahnfleischtaschen; Zahnfleischbluten bei der Zahnreinigung; schmerz- und kälteempfindliche Zähne; Schmerzen in der Wirbelsäule mit Schwächegefühl und Muskelschmerzen; nachlassende Knochendichte, auch des Kieferknochens; Gelenke an Händen und Füßen knicken leicht ein (»Übertreten«); seelisch bedingte Rückenschmerzen: Sie »können Ihr Kreuz nicht mehr tragen«; schlecht heilende Narben, die wieder aufgehen und Flüssigkeit absondern; schmerzhaftes Narbengewebe; Kälteempfindlichkeit; kaltschweißige Hände und Füße

- Kälte, kaltes Wetter
+ Wärme, warme Anwendungen

Solidago (Goldrute, solid.)

Bewährt bei: Harnwegsinfekten

Symptome: wiederkehrende Probleme mit der Urinausscheidung: vermehrter oder verminderter Harndrang; dunkel gefärbter Urin; Neigung zu Grieß- und Steinbildung von Nieren und Harnblase; drückende Schmerzen im Nierenbereich; mehrere Harnwegsinfekte innerhalb kurzer Zeit

- häufige Mahlzeiten
+ Wärme

Hinweis: bewährtes Mittel zur Nachbehandlung durchgemachter Harnwegsentzündungen

Spartium scoparium (Besenginster)

Bewährt bei: Herzrhythmusstörungen; Herzschwäche; Bluthochdruck; Ödemen

Symptome: unbewusster unregelmäßiger Herzschlag: verlangsamt oder beschleunigt; Druckgefühl auf der Brust mit erschwertem Atmen; geschwollene Beine (Ödeme); gehäuftes nächtliches Wasserlassen; rasches Ermüden und wenig Ausdauer

− im Liegen
+ Ruhe

Spigelia (Wurmkraut, spig.)

Bewährt bei: Migräne; Nervenentzündung und -schmerzen (vor allem Trigeminusneuralgie); Kopfschmerzen; Herzbeschwerden

Symptome: regelmäßig auftretende, heftig stechende Schmerzen, besonders linksseitig im Gesichtsbereich, ausstrahlend bis in den Hinterkopf; migräneartige Kopfschmerzen; Augenschmerzen mit Funkensehen, Tränenfluss und Lichtüberempfindlichkeit; anfallsweise auftretendes Herzjagen mit heftigem Herzklopfen und Angst; große Berührungsempfindlichkeit

− Kälte, Sturm; Berührung; tagsüber
+ Wärme; Liegen auf der rechten Seite

Spongia (Meerschwamm, spong.)

Bewährt bei: Asthma bronchiale; Pseudokrupp-Husten der Kinder; Schilddrüsenfehlfunktion

Symptome: trockener, vom Hals-Kehlkopfbereich ausgehender Husten, der bellend und hohl klingt; Gefühl, durch einen Schwamm zu atmen; Atemnot: Sie müssen im Bett erhöht liegen; Wundheitsgefühl in Rachen und Luftröhre mit rau klingender Stimme; Herzbeschwerden mit unregelmäßigem Puls

− im Liegen; Kälte
+ Wärme, warme Speisen

Staphisagria (Stephanskraut, staph.)

Bewährt bei: Prostataleiden; nächtlichem Einnässen der Kinder durch Kränkung oder ständiges Hänseln

Symptome: Prostataschmerzen, die von der Harnröhre bis zum After ziehen; häufiger Harndrang; Harnblase entleert sich nicht vollständig; Brennen während und nach dem Wasserlassen; Harnwegsentzündung durch Katheter; Nachträufeln infolge einer Prostataoperation; wiederkehrende Blasen- und Harnwegsentzündungen nach Geschlechtsverkehr; Sie fühlen sich emotional verletzt, reagieren sehr empfindsam

− Kälte; morgens; nach emotionalen Ereignissen
+ in Ruhe

Hinweis: bewährtes Mittel bei Operationswunden und Schnittverletzungen sowie wichtigstes Mobbingmittel

Sulfur (Schwefel, sulph.)

Bewährt bei: (Cortison-)Akne; Fettstoffwechselstörungen; Leberleiden; metabolischem Syndrom; Rosacea und Couperose

Symptome: Stoffwechselstörung und Übergewicht durch »barocken Lebensstil«; wechselhafter Stuhl mit Blähungen und Durchfall; übel riechende Ausscheidungen (Urin, Stuhlgang, Schweiß, Periodenblutung); rotes, schweißiges Gesicht; unangenehmer Mund- und Körpergeruch; Schwitzen bei der geringsten Anstrengung; Nachtschweiß; schmutzig wirkende und unreine großporige Haut; Neigung zu schlecht heilenden Entzündungen, die immer wieder eitern und einen dunkelroten Hof aufweisen; große, schwer entfernbare Mitesser bei trocken-schuppender oder fettiger Haut; heftiges Hautjucken, vermehrt abends und nachts; Waschen und Baden verschlechtert den Hautzustand; Hitzegefühl mit brennenden Empfindungen an den Füßen mit Verlangen nach Abkühlung (kaltes Wasser)

− morgens; (Bett-)Wärme; Waschen
+ Abkühlung

Hinweis: eines der wichtigsten Hautmittel der Homöopathie; typisch ist die Verschlechterung durch Wärme

Sulfur jodatum (Schwefeljodid, sul-i.)

Bewährt bei: (langwieriger) Akne; Knötchenflechte

Symptome: viele Mitesser, oft auch Narben; große abgekapselte Hautentzündungen, die nur schwer zu öffnen sind oder längere Zeit eitern und nur zögerlich abheilen; sehr berührungsempfindliche Pusteln auf Brust und Rücken; schmerzhaft vergrößerte Halslymphknoten; Verdauungsstörungen mit Verstopfung oder unregelmäßigem Stuhlgang

− Wärme
+ frische Luft

Sumbulus (Moschuswurzel, sumb.)

Bewährt bei: Angina pectoris; Herzkranzgefäßerkrankung; funktionellen Herzbeschwerden

Symptome: Herzschmerzen mit starkem Herzklopfen nach Aufregung; Neigung zu Kreislaufschwäche; Hitzewallungen; nervös bedingtes Asthma; Schlaflosigkeit; Nervosität mit starken Stimmungsschwankungen

− Kälte; beim Darandenken
+ Wärme

Hinweis: bewährtes homöopathisches Mittel bei Herzbeschwerden in den Wechseljahren

Syzygium jambolanum (Jambulbaum, syzyg.)

Bewährt bei: Diabetes mellitus

Symptome: erhöhte Blutzuckerwerte; juckender Hautausschlag; Hitzegefühl am ganzen Körper

Tabacum (Tabak, tab.)

Bewährt bei: Durchblutungsstörungen; Schwindel (Morbus Menière); Angina pectoris; Tinnitus; Migräne; Gesichtsneuralgie; Harninkontinenz und nächtlichem Einnässen; rheumatischen Beschwerden; Nierenkoliken

Symptome: starker Schwindel, auch mit Sehstörungen und Ohrensausen; blasses Gesicht; der Körper fühlt sich eiskalt an mit kaltem, klebrigem Schweiß; extreme Übelkeit: Sie fühlen sich »sterbenselend«; Kribbeln, Kältegefühl und Muskelkrämpfe an Händen und Füßen; lähmungsartige Schwäche

− geringste Anstrengung; Bewegung
+ frische Luft; Ruhe

Terebinthina (Kiefernöl, ter.)

Bewährt bei: Harnwegsinfekten mit Nierenbeteiligung

Symptome: brennende Schmerzen beim Wasserlassen; ziehende Schmerzen in der Nierengegend; auffallender Uringeruch (wie Veilchen); mitunter Spuren von Blut und Eiweiß im Urin; unregelmäßiger Stuhlgang mit aufgeblähtem Bauch; glänzend rote Zunge; blass mit Schwächegefühl

− Kälte
+ Wärme

Theridion (Kugelspinne, ther.)

Bewährt bei: Tinnitus; Migräne; Schwindel

Symptome: ausgeprägte Überempfindlichkeit gegen jegliche Art von Geräuschen, die den Tinnitus verstärken: jedes noch so schwache Geräusch durchdringt den Körper; schmerzhaft reagierende Zähne; Schwindel und Übelkeit bis zum Erbrechen beim Augenschließen und bei Bewegung

− Geräusch; Berührung, Druck; Bewegung
+ Ruhe

Hinweis: hilfreich bei Überempfindlichkeit der Nerven

Thuja (Lebensbaum, thuj.)

Bewährt bei: Akne; Depressionen; Migräne; Schwächezuständen; Warzen und Polypen

Symptome: meist dunkler Teint mit vielen Pigmentflecken; oft auch rötlich kupfern schimmernde, fettig glänzende Haut, die unrein wirkt und zu Entzündungen neigt; viele, meist bräunliche Warzen, die leicht bluten; wiederkehrende Infekte der Atem- und Harnwege; anhaltende Schleimabsonderung und Polypenbildung (Nase, Magen, Darm, Gebärmutter, Harnblase)

− Kälte
+ Wärme

Urtica urens (Brennnessel, urt-u.)

Bewährt bei: Nesselsucht (Urticaria); Arthritis

Symptome: viele kleine Entzündungen wie nach Kontakt mit Brennnesseln (Nesselsucht, Frieselausschlag); schmerzhaftes Brennen, aber auch Juckreiz nach Meeresfrüchten

− Nässe; Berührung

Hinweis: bei Nesselsucht nach Genuss von Meeresfrüchten

Verbascum (Königskerze, verb.)

Bewährt bei: Nervenschmerzen (vor allem Trigeminusneuralgie); Harninkontinenz und nächtlichem Einnässen

Symptome: blitzartige, krampfende Gesichtsschmerzen, die ins Ohr und ins Kiefergelenk ausstrahlen, häufig linksseitig; stechende oder zermalmende Schmerzen; Gefühl wie gequetscht, oft periodisch auftretend; Folge von Erkältung und Wetterumschwung, dabei ist das Gesicht oft rot und heiß

− Temperaturwechsel; Bewegung
+ Wärme; Ruhe; Einhüllen

Viburnum opulus (Schneeball, vib.)

Bewährt bei: Endometriose; Menstruationsbeschwerden; schmerzhaften Muskelkrämpfen im ganzen Körper

Symptome: verspätet einsetzende Periodenblutung; krampfartige, vom Rücken bis zu den Oberschenkeln ausstrahlende Schmerzen in den Tagen vor der Periode; Übelkeit und Durchfall

- Wärme
+ Bewegung; im Freien

Viscum album (Mistel, visc.)

Bewährt bei: Bluthochdruck; Durchblutungsstörungen; Ablagerungen in den Blutgefäßen (Plaques); Rheuma

Symptome: erhöhter Blutdruck ohne Beschwerden oder mit hämmernden Kopfschmerzen, Ohrensausen und Schwindel; Gefühl, sich nicht zurechtzufinden: verwirrt; wiederkehrende Herzbeschwerden mit unregelmäßigem Puls; schmerzende Muskeln, steife Glieder und Gelenke, auch durch Abnutzung (Arthrose)

- Kälte, Sturm; Liegen auf der linken Seite
+ im Freien

Zincum metallicum (Zink, zinc.)

Bewährt bei: Schlaganfall (Folgen); Restless-legs-Syndrom (unruhige Beine); Verhaltensauffälligkeiten und Schlafstörungen als Impffolge; Gürtelrose und Gesichtsneuralgie

Symptome: einseitig stark verspannte oder schlaffe Muskulatur als Zeichen einer Halbseitenlähmung; ständiges Zucken einzelner Muskelgruppen; die Beine sind ständig in Bewegung, vor allem nachts; unruhiger, immer wieder unterbrochener Schlaf; schlechte Träume; nächtliches Zähneknirschen; nächtliches Aufschrecken mit Schreien, gefolgt von großer Müdigkeit tagsüber; Brennen und Druckgefühl entlang der Wirbelsäule mit Ausstrahlung in Kopf, Arme und Beine; starker, säuerlich riechender Schweiß an Händen und Füßen; Erschöpfung und Abgeschlagenheit; innere Unruhe und Anspannung; Geräuschempfindlichkeit

- Alkohol; Anstrengung
+ Ingangkommen von Ausscheidungen; Bewegung

Zum Nachschlagen

Beschwerdenregister

Akne **17 ff.**, 44, 62, 69, 115, 131, 138, 140, 165, 167, 175, 178 f., 182 ff.
Allergien **20 ff.**, 127, 150, 174
Alzheimer 39
Anämie **30 f.**, 153 f., 173
Angina pectoris 23, 32, **65 f.**, 136, 137, 140, 150, 159, 160, 161, 162, 167, 183
Arteriosklerose 23, 40, 47, 50, 66, 137, 138, 149, 173, 178
Arthritis **23 f.**, 112, 128, 134, 140, 143, 162, 185
Arthrose **24 f.**, 128, 144, 146, 156, 157, 162, 186
Asthma bronchiale **26 f.**, 36, 66, 128, 137, 141, 146, 150, 151, 154, 155, 160, 163, 168, 179, 181, 183
Ausfluss **27 f.**

Bandscheibenvorfall **28 f.**, 92, 141, 158, 170, 176
Bechterew-Krankheit 29
Bestrahlungstherapie, folgen von **74 f.**
Blasenschwäche 29, **58 ff.**, 131, 144, 149, 179
Blutarmut (siehe Anämie)
Bluthochdruck **31 f.**, 40, 135, 137, 138, 178, 181, 186
Borreliose 23, **33**, 91 f., 144, 154, 158, 162, 166, 169
Bronchitis 26 f., **35 f.**, 132, 150, 155, 179
Chemotherapie, folgen von 41, **76 f.**, 80, 136, 145, 173
Cholesterin, erhöht 35, **50 f.**, 128, 129, 146
Colitis ulcerosa 35, **36 ff.**, 127, 166, 174
COPD **35 f.**, 132, 150, 155, 179
Couperose20, **101 f.**, 135, 143, 182

Darmentzündung (siehe Colitis ulcerosa)
Darmträgheit **38 f.**, 132, 165, 169
Demenz **39 ff.**, 136, 137, 138, 158, 173
Depressionen **41 ff.**, 122, 131, 133, 137, 146, 156, 159, 175, 178, 184
Diabetes mellitus **43 ff.**, 91, 128, 151, 159, 172, 174, 183
Divertikulitis 45 ff.
Divertikulose **45 ff.**, 136, 143, 164, 180
Durchblutungsstörungen **47 f.**, 110, 117, 135, 143, 152, 161, 178, 183, 186

Eierstockzyste **48 f.**, 134, 136 f.
Endometriose **49 f.**, 145, 148, 185,

Fettstoffwechselstörung **50 f.**, 87, 106, 128, 146, 155, 182
Fibromyalgie **51 ff.**, 128, 146, 168, 176
Fruktoseintoleranz **20 ff.**, 53

Gebärmuttersenkung **53 f.**, 131, 141, 154, 179
Gewichtsprobleme 54 ff.
Gicht 23, **56 f.**, 61, 112, 127, 129, 138, 159, 162, 171

Hämorrhoiden **38 f.**, 57 f., 63, 67, 71, 73, 78, 82 ff., 87, 104, 127, 129, 130, 133, 148, 155, 157, 166, 168, 169, 170, 172
Harninkontinenz **58 f.**, 144, 149, 151, 158, 172, 179, 183, 185
Harnwegsinfekte 10, 55, **60 f.**, 138, 152, 174, 180, 184
Hashimoto-Thyreoiditis 6, 104, **107 f.**
Hausstaubmilbenallergie **20 f.**, 127, 163, 176
Hautausschlag **18 ff.**, 43, 45, **61 ff.**, 77, 80, 83, 95, 105, 107, 120, 127, 132 f., 140, 150, 153, 155, 170 ff., 177, 179, 183

Helicobacter pylori 63, **81 f.**, 127, 149, 157, 169
Herzinfarkt 31, 47, **64 f.**, 111, 135, 161, 167
Herzkranzgefäßerkrankung **65 f.**, 140, 152, 159, 161, 162, 183
Herz-Kreislauf-Erkrankungen **64 ff.**, 101, 115, 118
Herzrhythmusstörungen **67 f.**, 109, 129, 130, 135, 160, 164, 181
Heuschnupfen **20 f.**, 127, 154, 160, 163, 175
Histaminintoleranz **20 f.**, 68
Hormontherapie, folgen von 49, **77 f.**, 129
Hyperthyreose (siehe Schilddrüsenüberfunktion)
Hypothyreose (siehe Schilddrüsenunterfunktion)

Knötchenflechte 20, **68 f.**, 134, 157, 177, 183
Kopfschmerzen 12 ff., 21, 25, 30 ff., 35, 40 ff., 48, 52, 64, **70 ff.**, 74, 78, 80, 85, **88 f.**, 95, 101, 103, 105, 107, 109 ff., 119 ff., 135, 137 ff. etc.
Krampfadern 29, 54, 57 f., **71 ff.**, 101, 105, 130, 141, 177, 180
Krebserkrankungen 31, 41, **73 ff.**, 78 f., 128 f., 136, 138, 142, 146, 173

Laktoseintoleranz 10, 79
Lebererkrankungen **79 f.**, 152

Magenkrankheiten **81 ff.**
Magengeschwür **81 ff.**, 127, 133, 138, 172
Migräne 12 ff., 25, 32, 43, 71, 80, **88 f.**, 103, 105, 107, 109 f., 121 ff., 145 ff., 151, etc.
Morbus Crohn **36 ff.**, 90, 174
Morbus Menière 90, **115 ff.**, 128, 135, 147, 149, 183
Morbus Parkinson (siehe Parkinson-Krankheit)
Mukoviszidose 35, 90

Nahrungsmittelallergie **20 ff.**, 91, 150, 169
Nahrungsmittelunverträglichkeit 37, 91, 146
Nervenentzündung **91 f.**, 118, 122, 129, 158, 177, 181, 183, 186
Nervenschmerzen 25, 28 f., **33 ff.**, 52, 79, 91 f., 110 f., 136, 144 f., 148, 154, 156, 158, 165 f., 171, 175 f., 185
Nesselsucht 8, **20 ff.**, 92, 127, 134, 138, 140, 143, 176, 185
Neuralgie (siehe Nervenschmerzen)
Neurodermitis 44, **63**, 115, 139, 155, 171, 175

Ohrgeräusche 92, 108, 116, **118 ff.**, 147, 169, 173
Ovarialzyste (siehe Eierstockzyste)

Parkinson-Krankheit 90, **94 f.**, 131, 149, 173
Polyneuropathie 91, 95, 178
Postzoster-Neuralgie 91, 95, 175
Proktitis 36 ff.
Prostataleiden 60, **95 ff.**, 138, 149, 165, 174, 182
Psoriasis vulgaris (siehe Schuppenflechte)

Raynaud-Syndrom 47, 97, 178
Refluxösophagitis 97
Reisekrankheit 115 f., 147, 171, 172
Reizblase 58 ff., **97 f.**, 135, 151, 153, 172
Reizmagen-Syndrom **82 ff.**, 99, 135, 148, 168
Restless-legs-Syndrom **99 f.**, 158, 186
Rheuma **23 ff.**, 61, 67, 69, 80, 100, 103, 105, 107, 123, 127, 130, 137 ff., 145 f., 151, 153, 156, 162, 160, 166, 175, 178, 183, 186
Rosacea 20, 62, **101 f.**, 135, 138, 143, 182
Rückenschmerzen 26, 29, 41, 53, 55 f., 60 f., 72, 93 f., **102 f.**, 105, 130, 140, 142, 154, 161, 168, 170, 176, 180

Schilddrüsenentzündung 104 ff., **107 f.**
Schilddrüsenerkrankungen **104 ff.**, 130, 137, 141, 152, 153, 156, 158
Schilddrüsenüberfunktion 67, **104 ff.**, 164
Schilddrüsenunterfunktion 87, **106 f.**, 153 ff.
Schimmelpilzallergie **20 f.**, 127, 163, 176

Schlafstörungen 14, 71, **108 ff.**, 129, 147, 148, 171, 172, 178, 186
Schlaganfall (Folgen) 31, 47, 64, **110 f.**, 135, 144, 150, 154, 160, 186
Schuppenflechte 62, 97, **112 f.**, 134, 158, 165
Schwermetallbelastung 44, **113 ff.**, 135, 138, 168, 169, 174 f.
Schwindel 25, 30 ff., 37, 40 ff., 48, 52, 64, 66, 68, 70, 75, 78 f., 89, 95, 101, 106, 108, 111, **115 ff.**, 119, 128, 130, 135, 137, 138, 141, 146, 147, 149, 151, 153, 156, 158, 171, 172, 174, 177, 183, 184, 186
Sehnenscheidenentzündung 25, 117, 156
Spinalkanalstenose **117 f.**, 152, 158, 178

Tierhaarallergie **21 f.**, 118, 127, 154, 163
Tinnitus (siehe Ohrgeräusche)
Trigeminusneuralgie 91, **120 ff.**, 129, 140, 145, 146, 170, 181, 185

Unverträglichkeiten (siehe Allergien)
Urticaria 19, 20, **22 f.**, 92, 134, 140, 143, 185

Venenschwäche 54, **71 ff.**, 105, 122, 130, 141, 177, 180
Verstopfung (siehe Darmträgheit)

Wechseljahresbeschwerden 66, 71, 77, **122 f.**, 128, 146, 160, 162, 175, 177, 179
Weichteilrheuma 23, 117, 124, 151, 156
Wirbelkanalstenose (siehe Spinalkanalstenose)

Zahnfleischprobleme **124 f.**, 142, 157, 169, 180
Zahnimplantate **125**, 141, 142, 157, 169, 180
Zahnprobleme 124 ff.
Zuckerkrankheit (siehe Diabetes mellitus)
Zwölffingerdarmgeschwür **81 ff.**, 127, 133, 135, 139, 165, 170

Arzneimittelregister

Acidum formicicum 20, 21, 81, 82, 86, **127**
Acidum nitricum 82, **127**
Acidum phosphoricum 78, 116, **128**
Acidum sarcolacticum 50 f., 53, **128**
Acidum sulfuricum 44, 78, 85, 122, **128**
Aconitum 67, 109, 120, **129**
Adlumia fungosa 51, 57, **129**
Adonis vernalis 68, 106, **130**
Aesculus 58, 73, 104, **130**
Aethiops antimonialis 39, **131**
Agaricus 95, **131**
Aletris farinosa 53, **131**
Aloe 37, **132**
Alumina 39, **132**
Ammonium carbonicum 36, **132**
Anacardium 83, **133**
Anagallis 62, **133**
Antimonium crudum 55 f., 69, 86, 112, **134**
Apis 23, 48, **134**
Argentum nitricum 68, 84, 97, 99, 115, 116, **134**
Arnica 31, 64, 74, 101, 111, 119, **135**
Arsenicum album 41, 76, **136**
Asa foetida 46, **136**
Aurum jodatum 49, 90, **136**
Aurum metallicum 40, **137**

Badiaga 108, **137**
Barium carbonicum 40, **138**
Belladonna 33, 74, **138**
Berberis vulgaris 55, 56, 61, 113 f., **138**
Bismutum subnitricum 85, **139**
Borax 28, 77, **139**
Bovista 19, **140**
Bryonia 24, **140**

Cactus 66, **140 f.**
Calcium carbonicum 87, **141**
Calcium fluoratum 29, 54, 72, 75, 105, 125, **141**
Calcium phosphoricum 77, 94, 125, **142**
Calendula 74, **142**
Carbo vegetabilis 46, 101, **143**
Cardiospermum 22, 24, 62, **143**

Caulophyllum 24, **144**
Causticum 35, 42, 59, 79, 111, **144**
Ceanothus 30, 80, **145**
Cedron 121, **145**
Chamomilla 49, **145**
China 22, 30, 37, **146**
Cholesterinum 51, **146**
Cimicifuga 14, 25, 52, 71, 123, **146**
Clematis 63, **147**
Cocculus 108, 116, **147**
Coffea 110, **148**
Collinsonia 58, **148**
Colocynthis 49, 84, **148**
Condurango 86, **149**
Conium 60, 95, 96, 117, **149**
Crotalus horridus 110, **150**
Cuprum metallicum 22, 27, 36, 100, **150**
Cyclamen 89, **150**

Datisca cannabina 45, **151**
Dulcamara 98, **151**

Equisetum 59, **151**
Espeletia 47, 118, **152**
Fabiana imbricata 61, **152**
Ferrum iodatum 91, 106, **152**
Ferrum metallicum 30, 98, **153**
Flor de Piedra 80, 105, 107, **153**
Fraxinus americanus 53, **154**
Fucus vesiculosus 107, **154**

Galphimia 21, **154**
Gelsemium 35, **154**
Graphites 63, 87, 106, **155**
Grindelia 36, **155**

Haplopappus 42, 70, **156**
Harpagophytum 25, **156**
Hedera helix 25, **156**
Hekla lava 26, 93, 125, **157**
Hydrastis 69, 75, 82, **157**
Hydrocotyle asiatica 113, **158**
Hyoscyamus 41, **158**
Hypericum 29, 34, 79, 92, 100, 117, 118, **158**

Iris 90, **158**

Jodium 45, 105, **159**

Kalium carbonicum 66, **159**
Kalium jodatum 27, **160**
Kalmia 67, **160**

Lachesis 32, 123, **160**
Lachnanthes 103, **161**
Latrodectus mactans 65, 66, **161**
Laurocerasus 66, **162**
Ledum 24, 34, 56, **162**
Lilium tigrinum 27, **162**
Lobelia 26, **163**
Luffa 21, **163**
Lycopdium 47, 80, **164**
Lycopus virginicus 67, **164**

Magnesium chloratum 39, **164**
Magnesium jodatum 96, **165**
Mahonia aquifolium 18, 62, 112, **165**
Mandragora 39, 83, **165**
Mercurius solubilis 34, **166**
Mezereum 34, 92, **166**
Myrtillocactus 65, **167**

Naja 65, **167**
Natrium chloratum 18, 28, 43, 62, **167**
Natrium sulfuricum 27, 70, **168**
Nux vomica 38, 57, 60, 70, 74, 76, 78, 84, 103, 114, 120, 132, **168**

Okoubaka 22, 33, 37, 62, 77, 81, 99, 114, 124, **169**
Ornithogalum umbellatum 83, **170**

Paeonia 58, **170**
Paloondo 29, 93, 103, **170**
Paris quadrifolia 88, 121, **170**
Passiflora 109, **171**
Perilla ocymoides 56, **171**
Petroleum 63, 120, **171**
Petroselinum 98, **172**
Phosphorus 31, 44 f., 75, 76, 109, 119, **172 f.**
Picrorhiza 77, 80, **173**
Plumbum 32, 41, 95, **173**
Podophyllum 38, **174**
Populus 97, **174**
Propolis 44, 115, **174 f.**
Pulsatilla 19, 123, **175**

Ranunculus 92, **175 f.**
Rhus toxicodendron 28, 52, **176**
Robinia pseudacacia 86, **176**

Sabadilla 21, **176 f.**
Sabdariffa 72, 75, **177**
Sanguinaria 25, 32, 89, **177**
Sarsaparilla 69, **177 f.**

Scutellaria 71, 109, **178**
Secale 48, 100, 117, **178**
Selenium 17, **178f.**
Senega 36, **179**
Sepia 18, 54, 59, 123, **179**
Silicea 46, 72, 94, 124, 125, **180**
Solidago 55, 60, 113, **180**
Spartium scoparium 68, **181**
Spigelia 89, 122, **181**
Spongia 26, **181**
Staphisagria 42, 73, 96, 125, **182**
Sulfur 19, 50, 54f., 87, 102, **182**
Sulfur jodatum 19, 69, **183**
Sumbulus 66, **183**
Syzygium jambolanum 45, **183**

Tabacum 48, 116, **183**
Terebinthina 61, **184**
Theridion 119, **184**
Thuja 18, 48, **184**

Urtica urens 23, **185**

Verbascum 121, **185**
Viburnum 50, **185**
Viscum album 32, 48, **186**

Zincum metallicum 100, 111, **186**

Bücher, die weiterhelfen

Boericke, W.: Homöopathische Mittel und ihre Wirkungen. Verlag Grundlagen und Praxis, Leer
Gauß, f.: Wie finde ich das passende Arzneimittel? Haug Verlag, Heidelberg
Gawlik, W.: Arzneimittelbild und Persönlichkeitsportrait. Hippokrates Verlag, Stuttgart
Graf, f.: Ganzheitliches Wohlbefinden – Homöopathie für Frauen. Herder Verlag, Freiburg
Reichelt, K.; Sommer, S.: Die magische 11 der Homöopathie. Gräfe und Unzer Verlag, München
Sommer, S.: Großer GU Kompass Homöopathie für Kinder. Gräfe und Unzer Verlag, München
Sommer, S.: Homöopathie ab 50. Gräfe und Unzer Verlag, München
Stumpf, W.: Homöopathie. Gräfe und Unzer Verlag, München
Stumpf, W.: Homöopathie für Kinder. Gräfe und Unzer Verlag, München
Vithoulkas, G.: Medizin der Zukunft. Wenderoth, Kassel
Wiesenauer, M.: Homöopathie Quickfinder. Gräfe und Unzer Verlag, München
Wiesenauer, M.: Das große Homöopathie Handbuch. Gräfe und Unzer Verlag, München
Wiesenauer, M.; Kerckhoff, A.: Homöopathie für die Seele. Gräfe und Unzer Verlag, München
Wiesenauer, M.; Elies, M.: Praxis der Homöopathie – eine Arzneimittellehre. Hippokrates Verlag, Stuttgart

Adressen, die weiterhelfen

Ärztegesellschaft für Klassische Homöopathie, Kirchengasse 21, A-5020 Salzburg, www.aekh.at
Bund Klassischer Homöopathen Deutschlands e.V. (BKHD), Schäftlarnstr. 162, 81371 München (Therapeutenverzeichnis), www.bkhd.de
Deutsche Homöopathie Union (DHU), Ottostr. 24, 76227 Karlsruhe, www.dhu.de
Homöopathie Forum e.V. Grubmühlerfeldstr. 14a, 82131 Gauting (Therapeutenverzeichnis), www.homoeopathie-forum.de
Schweizerische Homöopathie Gesellschaft, Postfach 1050, CH-8134 Adliswil, www.homoeopathie.org

Impressum

Die **GU Homepage** finden Sie im Internet unter **www.gu.de**

Umwelthinweis:
Dieses Buch ist auf PEFC-zertifiziertem Papier aus nachhaltiger Waldwirtschaft gedruckt.

Projektleitung: Maria Hellstern
Lektorat: Dorit Zimmermann
Herstellung: Markus Plötz
Gestaltung: independent Medien-Design, Horst Moser, München
Satz: Uhl + Massopust, Aalen
Fotos: Cover: GU/Kramp & Gölling;
U4: Getty (li.), Jalag (re.)
Druck und Bindung: Stürtz GmbH, Würzburg

Syndication: www.jalag-syndication.de

ISBN 978-3-8338-2496-8

1. Auflage 2012